看護現場の研究法

悩めるナースのための研究ガイド

粟生田友子・石川ふみよ 著

医歯薬出版株式会社

●執筆

粟生田　友子　　獨協医科大学看護学部　教授
石川　ふみよ　　上智大学総合人間科学部看護学科　教授

This book was originally published in Japanese
under the title of :

KANGO GENBA-NO KENKYUHOU
(The Beginner's Guide to Nursing Research)

Authors
AOHDA, Tomoko
　　Professor,
　　Dokkyo Medical University, Faculty of Nursing

ISHIKAWA, Fumiyo
　　Professor,
　　Sophia University, Faculty of Human Sciences, Department of Nursing

© 2018　1st ed.

ISHIYAKU PUBLISHERS, INC.
　　7-10, Honkomagome 1 chome, Bunkyo-ku, Tokyo
　　113-8612, Japan

序文

　看護師として「患者さんにもっといいケアを提供したい」と思うとき，「これってなんだろう」「何をすれば患者さんの痛みを軽くしていけるのだろう」「新しいケアを導入してみたいけれど効果はどうなのだろう」などと，いろいろな考えをめぐらせることでしょう．そこで直面しているのは，実践現場で「どのように探究するか」という課題です．看護の実践現場での探究（研究），これがこの本のテーマです．

　この書籍は，研究をやり始めようとするときに，「これって何？」「どうやるの？」に答えるために書き下ろしました．研究は，いろいろ知識としてわかっていたとしても，やってみて始めて「わかる」ことが少なくありません．一応学習をしてみても「なんとなくわかったような」ところまではいきますが，探究を始めてみると，「やっぱりわからない」という経験をします．これは，自分の実践的な課題を探究するときの最初の難関です．研究としてのやり方がわかれば，自分自身の探究したい疑問【研究疑問】を表現し，目的は何かを明確に絞り込み【目的の明確化】，どんな方法がいいのか【研究方法】がすんなりと頭の中に浮かんできます．

　著者である私たち二人は，これまで臨床の現場からの要望にこたえる形で，それぞれが医療機関での研究指導を20代からずっと続けてきています．私たちの喜びは，現場での研究の面接指導のたびに，「あー，そうなんだ」「そうやってやるのか」「そういう方法もあるのですね」とすっきりした顔で面接を終え，次の研究ステップに進んでいく姿を見ることです．それでもまた次の面接では「今度はこれがわからない」「ここまですすめてみたけれどこの先はどうしましょう？」と新たな疑問を抱えて面接に来ることが繰り返されるのですが，最後までがんばって成果が産生できたときには，それぞれが「やったあ」という喜びに満ちています．「研究って楽しい！」の声が聞こえるようで，そんな表情をみることが私たちの励みにもなっています．

　研究に取り組むことにおいては，何よりも，研究を「やってみてよかったと思えた」と言えること，それこそが大事なのではないでしょうか．

　この書籍は，臨床現場で研究に取り組んでいる，あるいは取り組んでいきたいと考えている看護職が，研究過程で直面する疑問を取り上げ，それに答える形で解説しています．現場の看護職が，「今回の研究でこれがわかった」と自信を持って言えるようにすることをめざしています．研究方法に苦しんで立ち止まってしまうのではなく，研究を前に進めていけるように構成しています．的確な方法を選定して企画された研究は，使えるエビデンスにたどり着きます．高いエビデンスにたどり着ければ，結果【研究結果】を現場のケアに取り入れていくことができます．患者さんたちに今よりよいケアが提供できるのです．

　研究課題の絞込みから研究結果の発表まで，「ああそうだったのか」とわかる体験をしていただくことを大切に，研究過程での疑問を取り出しましたが，現実にはもっともっとたくさんの立ち止まりを経験することでしょう．それでも，一歩一歩「がんばれ」と伝えたいと思います．

　また，こんな疑問にも答えてほしいということがあったら，お寄せいただければ嬉しいです．

2018年秋　著者

目次

I 看護研究のアウトライン
これだけは知っておこう！ 看護研究の流れ ... 1

II 研究での困りごとと解決方法 ... 5

1. テーマ

1) テーマ設定
❶ 何を研究すればいいの？ 誰か教えて！ ... 6
❷ これ（それ）って看護研究でしょうか？ ... 8
❸ これってマイブーム？ ... 10
❹ すでに明らかになっていませんか？〜文献検索の仕方 ... 12
❺ 文献を批判的に読むってどういうこと？〜文献クリティーク ... 18

2) テーマの表現
❻ 何をする研究なの？ ... 22
❼ サブテーマって，必要でしょうか？ ... 24
　◆1のまとめ ... 26

2. 研究の背景・目的
❽ なぜその研究をするのでしょうか？ ... 28
❾ 研究すべき疑問は何ですか？ ... 30
❿ 研究するとどんなご利益が？ ... 32
⓫ 何を明らかにしたいのですか？ ... 34
　◆2のまとめ ... 36

3. 研究方法
量的研究と質的研究とは何がちがうのか？ ... 37

1) 研究デザイン
⓬ この（その）研究デザインはどれ？ ... 38
⓭ 概念枠組み，理論的枠組み，仮説はありますか？ ... 42

2) 研究対象
⓮ 誰（何）を対象にしますか？ ... 46
⓯ 標本の抽出方法と標本数は適切ですか？（量的研究） ... 48
⓰ 標本の抽出方法は適切ですか？（質的研究） ... 50

3）調査方法
- ⑰ この（その）調査方法であっていますか？ ... 54
- ⑱ アンケートってどうやってつくるの？ ... 58
- ⑲ 面接ってどうやるの？ ... 64
- ⑳ 観察ってどうやるの？ ... 68
  - ◆3のまとめ ... 71

4．分析
- ㉑ 量的研究の場合〜統計って何だ？ ... 72
- ㉒ 質的研究の場合〜質の分析ってどうやるの？ ... 82
  - ◆4のまとめ ... 93

5．事例研究
- ㉓ 事例を研究することってできるの？ ... 94
- ㉔ 実践報告と活動報告ってなに？ ... 98
  - ◆5のまとめ ... 101

6．倫理的配慮
- ㉕ 「倫理的配慮」は大丈夫？ ... 102
- ㉖ 研究するうえでの倫理観とは？ ... 108
  - ◆6のまとめ ... 109

7．結果・考察・結論
- ㉗ 分析結果の読み取り，できていますか？ ... 110
- ㉘ 結果から結論に至るまでの道のりは？ ... 114
  - ◆7のまとめ ... 117

8．論述・発表
- ㉙ 論じる力をつけましょう！（書く，述べる） ... 118
- ㉚ プレゼンテーション ... 122
  - ◆8のまとめ ... 125

索引 ... 126

I 看護研究のアウトライン

これだけは知っておこう！ 看護研究の流れ

■ なぜ看護研究をするんですか？（看護研究に取り組む意義）

看護研究は，患者やケアの受け手に対して，よりよいケアを提供したいと思う志向がある限り，探究心に基づいて，模索しながら続けられるものです．また看護の実践を基盤にして，看護学という学問領域を創造し，構築するために続けられるでしょう．

なぜでしょう？ 私たちは看護の専門職だからです．専門職として，専門性を追究しなくてはならない．そういう職業を私たちは選び，人を対象に実践する中で，ある人はもっとこうすればよかったのだろうかと考え，ある人はケアがうまく提供できないシステムを見直そうと考え，またある人は組織のありようを考え，日々取り組んでいるはずです．

ところが看護の基礎教育課程では，十分に探究方法を学修し，修得する素地を培うところまで，講義を聞いたり演習したりすることはできません．研究は卒業後の学習目標とされ，臨床現場においては，研究のさまざまな基礎力の育成を最初の目標として取り組まれています．

■ 研究って何でしょう？（看護研究とは）

研究って何でしょう．究極には，「真実」の探究が研究の目標です．看護研究は，看護のケアの構築に寄与するために行われています．そのために，より的確な方法を用いて研究することでエビデンスを生成し，それを実践へと結び付けます．

■ 看護研究はどのように進めるのですか（看護研究の流れ）

看護研究は，図1のような流れで行われます．

量的研究と質的研究では，概念枠組みを明確に持つかどうかで最も異なる道程をたどります．質的研究が，データに基づいて理論を構築しようとするのに対して，量的研究では，理論に沿って概念枠組みが提示され，それに基づいて実証しようとしていくという違いがあります．つまり前者は帰納的（状況や現象から理論を導く）であり，後者は演繹的（理論に基づいて状況や現象を説明する）です．

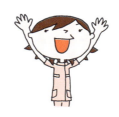

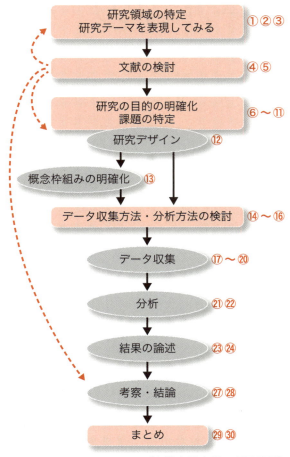

図1　看護研究の流れ

■ 研究成果の発表・公表

研究は取り組み自体や流れ全体を含みますが，論文は，その成果として書き留められたものです．

研究の結果が出ると文字としてまとめますが，最初に公表するのは身近な人たちに対してです．たとえば病棟や働く場の同僚に向けて，また研究に協力してくれた人たちに発表し，次に専門領域の学会で発表することになります．

学会で発表するためには，まず研究の要約をまとめて，発表の申し込みをします．どんな研究でも発表できるわけではないので，研究成果に合った発表の場を探すことが必要です．テーマや研究の意義，研究成果の新規性や厳密性が目安です．こんな学会の人たちに聞いてほしいとか，活用してほしいと思えるところがあったらそういう発表の場を選ぶこともいいでしょう．

学会発表の申し込みをした後は，**査読**を受けて，発表が採択されたらいよいよ発表です．このとき提出するものが「**抄録**」です．抄録は，学会が決めた文字数や様式に合わせて，発表する内容の要点を書きます．要点を短文でまとめておいて学会の指定文字数に合わせて増やしたり，削ったりするようにすると，発表申し込みの前に慌てなくてよいでしょう．

いったん学会に発表した後は，論文としてまとめます．

表1　論文の種類（日本看護科学学会投稿規程による原稿の種別（平成30年2月時点）抜粋

論壇	看護学に関わる問題や話題のうち，議論が交わされつつあるものについて今後の方向性を指し示すような著述や提言．
総説	看護学に関わる特定のテーマについて多面的に内外の知見を集め，また文献等をレビューして，当該テーマについて総合的に学問的状況を概説し，考察したもの．
原著論文	看護学の知識の発展に貢献する研究論文であり，オリジナルなデータもしくは分析に基づいたもの．得られた知見と実践への示唆が論理的に述べられているもの．
短報	看護学研究として迅速に公表する意義のあるもの．たとえばパイロットワークや小規模研究であるが迅速に公表することで，他研究者が今後の看護学の発展に寄与する可能性があると判断したもの．
資料	看護学の発展において，臨床や教育現場に何らかの示唆をもたらし，資料的価値があるもの．たとえば，実践報告への各種の活動紹介など．

■ 論文の種類

　論文にはいくつかの種類があります（表1）．データを収集して，分析し，結果をまとめるものは，「原著」「報告」に分類されます．それに対して，研究動向を探るために文献を多数検討し，その傾向や客観的見解をまとめたものが「総説」，研究動向や，客観的見解をまとめたもののうち，やや研究者の見解の独自性があり，主張の強いものは「解説」といいます．この場合は文献自体がデータであり，人を対象にデータを集めたり，実験をしたりということはありません．

　その他には，「短報」などがあります．短報は研究途中での成果をまとめ，経過として発表するものです．ただし，この論文の種類は学会や学問分野により多少異なる分類が示されています．

表2　論文の構成

タイトル	
	研究者名
要約	
研究の背景（動機や文献検討）	
	なぜその研究をその方法で行うのか
	先行研究を用い論理的に書く
研究の意義	この研究の価値，重要性
	研究の成果はどのように役立つのか
	どのように看護の質を上げていくことになるのか
研究目的	「○○を明らかにすることを目的とする」
	または「本研究の目的は○○を明らかにすることである」
研究方法：研究デザイン	
	研究の概念枠組み
	データ収集方法
	対象とその抽出方法
	データ収集方法：期間，内容，データの収集方法
	使用する場合は，測定用具（ツール）
	実験の場合は，実験操作や介入方法
	データの分析方法
倫理的配慮	
結果	図表を用いて的確に
	目的に沿って，順序だてて
考察	
結語	
謝辞や資金源	
文献	形式に合わせて書誌事項を記載
	バンクーバー方式かハーバード方式か
資料	

■ 論文の構成

　論文の構成は，総説の場合，形は必ずしも決まっていませんが，原著や報告など生のデータ収集を伴う研究では，おおよそ表2のようになっています．

■ 研究計画書

何のために計画書を書くのか
1. 研究者自身の考えをまとめてみる
2. 1にもとづいて第三者から評価やアドバイスを受ける
3. 研究資金を得る
4. 倫理申請をする

研究計画書とは，研究者がどのような目的で，何について，どのような方法で研究しようとしているのかを記述したもので，研究を始める前に作成します．

図1で見ると，研究の実施前までをまとめたもので，研究疑問への動機やいきさつ，文献検討，目的，用語の定義，データ収集の方法（データ収集の対象・時期・場・内容・手続きなど），分析方法，倫理的配慮が記載されたものです．

研究計画書をまとめておくという作業は，そこまでの考えを明確にまとめること自体がとても大切ですが，そのほかにも研究計画書はデータ収集を依頼する際の資料として活用したり，倫理審査委員会への提出資料としても使用します．倫理的な問題がないと審査によって「お墨付き」を得ることで，研究者も，研究対象者も研究による危害から守られます．

■ 研究過程における倫理性

研究者の倫理観はとても異なっています．たとえば人にものを尋ねることは特に倫理的な問題でないと考えるかもしれません．しかし，その相手が病気の子どもだったらどうでしょう．がんで苦しんでいる人だったら？ どんなタイミングでどのように研究について説明し，かかわりあいますか．

研究データを在宅で収集する場合はどうでしょう．相手のご自宅にはあなたが一人で行くのでしょうか．

研究者はどんなデータを集めるのでしょう．個人の情報に触れることが少なからず生じてきませんか．

研究者は対象者と知り合いですか？ 上司と部下，スタッフ同士，先生と学生のような利害関係はありませんか？ データの中の個人情報はどう扱いますか？ 個人情報は発表のときには守られますか？

たとえ簡単な質問内容だったとしても，研究には身体的・心理的・社会的な危害が発生しやすく，事前にきちんとチェックをしておかないと，後になって問題が生じる可能性があります．

そのためにも**倫理審査**は必ず受けましょう．所属している施設にそのような審査システムがない場合は，学会やデータを収集する場で審査を受けることができるかもしれません．

まとめ　看護研究のアウトライン

・研究をどのように進めますか
❶ 研究はまず探究したい領域とテーマを絞り込むことから始まる．
❷ 研究計画書を作成することは，研究の問いを決め，目的，研究デザイン，方法を吟味して，具体的にどのように進めるかを書き留める作業になる．

II 研究での困りごとと解決方法

テーマ設定
1. 何を研究すればいいの？ 誰か教えて！
2. これ（それ）って看護研究でしょうか？
3. これってマイブーム？
4. すでに明らかになっていませんか？〜文献検索の仕方
5. 文献を批判的に読むってどういうこと？〜文献クリティーク

テーマの表現
6. 何をする研究なの？
7. サブテーマって，必要でしょうか？

研究の背景・目的
8. なぜその研究をするのでしょうか？
9. 研究すべき疑問は何ですか？
10. 研究するとどんなご利益が？
11. 何を明らかにしたいのですか？

研究デザイン
12. この（その）研究デザインはどれ？
13. 概念枠組み，理論的枠組み，仮説はありますか？

研究対象
14. 誰（何）を対象にしますか？
15. 標本の抽出方法と標本数は適切ですか？（量的研究）
16. 標本の抽出方法は適切ですか？（質的研究）

調査方法
17. この（その）調査方法であっていますか？
18. アンケートってどうやってつくるの？
19. 面接ってどうやるの？
20. 観察ってどうやるの？

分析
21. 量的研究の場合〜統計って何だ？
22. 質的研究の場合〜質の分析ってどうやるの？

事例研究
23. 事例を研究することってできるの？
24. 実践報告と活動報告ってなに？

倫理的配慮
25. 「倫理的配慮」は大丈夫？
26. 研究するうえでの倫理観とは？

結果・考察・結論
27. 分析結果の読み取り，できていますか？
28. 結果から結論に至るまでの道のりは？

論述・発表
29. 論じる力をつけましょう！（書く，述べる）
30. プレゼンテーション

1 テーマ

テーマ設定

1 Q 何を研究すればいいの？誰か教えて！

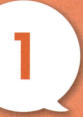

初めて研究する人の困りごと1

テーマが見つからないという人！
次のようなことはありませんか？

- **日々の看護の実践を，業務としてはできている**
- **とくに疑問を持つことなくルーティンとして動いている**
- **先輩から教わったようにやっている**

ここでのカギは「日ごろ実践していることに疑問を持つこと」です．

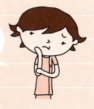

テーマが見つからない

自ら研究したいと思っている人なら，研究テーマを決めていくのにそれほど迷わないでしょう．なぜなら，研究したいことがあるから探究しようとするのでしょうから．

けれども，初めて研究する人や研究をすることに慣れていない人は，最初に研究テーマを決めることにかなりのエネルギーを使います．そして多くの場合，研究がどのように進むのかを経験したことがないからこそ，「どうすすめたらよいのかわからない」「どこから手をつければよいのかわからない」と悩むことになります．研究は一度やってみて研究の過程を体験することで，初めて「こうやって自分が持っている疑問を解決していくのか……」ということが体感できるのです．

臨床現場では，最初のこの"探究心"や"関心"を培っていくために，看護研究を初めて行う人に向けて，研究プロセスを体験する**研修プログラム**を用意しているかもしれません．

 ズバリ！お悩み解決法

研究テーマが決まらないとき，何を最初に考えていけばよいでしょうか？

まずは次のようなことを振り返ってみましょう．

研修プログラム：新人研修プログラムでは，現場に適応していくためにさまざまな研修を企画します．探究心を育てるための企画として，臨床1年目から3年目くらいまでの間にケーススタディを行い，その後，日々の実践で疑問に思ったことを探求していく研究のノウハウを身につけられるように一人または複数人で，現場での疑問を解決していく手立てを培っていきます．よい研究，緻密な研究にならなくても，初めての時は，経験することだけでも大きな意味があるのです．

- 日ごろ臨床現場で行っている実践の中で，「なぜだろう」「へんだな」「わからないなあ」と思っていること
- 患者さんへのケアで，「こうしてあげたい」「こうしたい」「でもどうやってケアすればいいのかな」と感じたこと
- 「あの時の患者さんへのケアは，あれでよかったのだろうか」「もっと違う方法はなかっただろうか」と考えた経験
- 「学校で習ってきたことと違うのだけれど，いまはもっと進んでいるのだろうか」「どうするのが正しいのだろうか」という疑問

このように，看護現場の研究は，臨床で疑問に思うことや，ケアをもっとよいケアにしたいと思うことから始まります．看護の現状を見つめなおすことが必要になります．

基礎知識 1

研究疑問 research question

研究課題は，研究領域を決め，研究で取り組む内容を具体化させ，「疑問形」で表現するようにします．この疑問形を絞り込んでいくと「**研究疑問research question**」となります．研究疑問によって，その研究では何をどこまで明らかにするのかがはっきりとしてくるのです．

研究疑問は，通常はキーワード3つから5つくらいで表現され，研究テーマになり，研究目的では「本研究では○○を明らかにすることを目的とする」あるいは「本研究の目的は○○を明らかにすることである」と記述されます．キーワードは一貫してその研究の重要な用語であり，一部は「用語の定義」で最初に定義され，研究者が使う言葉を，研究者の見解として示しておくものです．

医学系の研究法についての解説では，クリニカルクエスチョン（**臨床疑問clinical question**）という用語を用いますが，これも研究諸問と同じようにとらえてよいでしょう．

豆知識・一口メモ

研究者の「こだわり」

研究疑問は，研究者自身がどのようなケアをしていきたいのかという価値観や考え，もっとわかりやすくいえば"思い"が反映されます．その研究者なりの価値観や考えがあるからこそ疑問が生まれるのだと考えられます．

がんの患者さんのケアをしている看護師が，患者の痛みに寄り添うとき何とかして痛みから解放してあげたいと思えば，「この痛みはなぜ今この患者に起こっているのか」「痛みのコントロールはどのような方法で，薬剤には何を使用しているのか」「ではもっと私にできることはないか」「チームで取り組むことはないか」というように考えを発展させるでしょう．これが研究者のこだわりとなり，看護の実践的な研究へと進められていきます．

価値観や考えや思いはとても大切な研究の原動力となります．これは研究論文では，ある成果が出たときに「研究の意義」に表現されていきます．この研究成果は，どのような現場のケアに反映され生かされるのか，そこにつながるのです．

研究意義がはっきりとつかめないままに研究を進めていくと，途中で何のためにこのテーマに取り組んでいるのかわからなくなることがあります．それでは，結論が表現できない，現場への改善や提言が表現できない研究結果になってしまいます．

1 テーマ

テーマ設定

2 これ（それ）って看護研究でしょうか？

> **初めて研究する人の困りごと2**
>
> 研究テーマは見つけたけれど……．これって研究なの？っていう人！
> 次のようなことはありませんか？
>
> - 業務の資料整理なのか研究なのかわからない
> - 内容的に業務改善みたい
> - テーマを決めたけれど漠然としていてすっきりしない
>
> ここでのカギは「研究としてできることに絞り込むこと」「自分の現場にしか使えない介入をテーマにしないこと（自分の現場の振り返りであれば業務改善）」です．

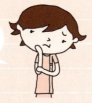

これって研究？

いったん研究テーマが決まったと思っても，そのテーマのいくつかは，看護研究にしにくい課題が含まれているかもしれません．

たとえば，こんなことをテーマにしていないでしょうか．

① 「新しく記録シートを作ってみました．このシートの効果を調査したいと思います」
② 「病棟で患者データがたくさんあります．転倒のヒヤリハットのシートを分析してみようと思います」
③ 「患者用のパンフレットが古くなってきたので作り直そうと思います．その効果を調べます」
④ 「看護師向けに研修会をしました．その振り返りシート（評価シート）を分析して，教育学会に発表します」

これらの例がなぜ研究課題として仕上げにくいかというと，①自分の働いている現場の状況だけに特化していて，他の病院では「関係ない」と思われるようなものであること，②研究として分析を進めた結果，現場のケアの悪さを露呈してしまい，他に公開する意義がないものになることがあること，③新しくした記録やパンフレットのように，本来現場を改善しようとして行う業務は，それ以前に比べれば当然よくなることに違いないという結果がほぼ見えていること，④データがあるからまとめるというのは，研究の疑問が明確でない状態であること，という理由からです．

ズバリ！お悩み解決法

では，どうすればよいのでしょうか？

研究テーマとして取り組むときには，必ず「一般」に立ち返る作業をしていきましょう．

■ 体験している状況を「看護現象」に落としこむ

研究してみたい，まとめたいデータがそこにあると仮定して，まずは次の2つの視点で見てみましょう．

- それをまとめることにはどのような意義があるのでしょうか？
- その研究成果は，自分の病棟以外でも活用できるでしょうか？

先ほど上げた①〜④の例は，「疑問」がないわけではないのです．でも，データから見て，研究結果が「よい結果が出ることがわかっている」状況では，業務改善にしかなりません．むしろ業務改善するために，日々データはチェックされ，分析されるのが当然のものであるかもしれません．そこで，公表された先行研究では，同じようなテーマが何のために，どのような成果として示されて，どのような傾向までは出ているのか，また自分がこのデータ分析をした結果，誰がどのように活用できるのかを考えてみましょう．

また，看護研究のテーマを見たとき，医学研究のような課題が書かれていることがあります．看護の研究は，看護の現象として表現されるものです．つまり看護のケアによって解決したり，緩和されたり，予防できたりするものが看護の守備範囲なのです．

「私の疑問はどのような研究キーワードになるのか，看護現象としてはどのように表現できるのか」をしっかりと考えてみましょう．

基礎知識②

看護現象に仕上げる（落とす）

看護現象は，具体的な看護の状況を記述していくことにより，状況を客観視し，抽象度を高め，看護学研究で用いられる概念で表現されるものです．類似性のある現象からは，探究可能な概念あるいは概念間の関係の形が形成されていくものです．

たとえば，発熱の患者のケアをしていくときに起こる患者の状況やケアの状況を丹念に記述していくと，発熱時にはどの部位をクーリングすることがより効果的であるのか，と疑問が整理され，「発熱」と「クーリング」の2つの概念で表現される「看護現象」が表現されてきます．

転倒・転落についてのインシデントレポートは，それ自体はその医療現場の安全を確保するための作業シートですが，ある疾患や障害の状況によって，どのような場所や時間帯に発生し，どのような事故につながりやすいのかの傾向を示すことから，十分にデータの客観性や共有ができるものとなります．

文献検討により過去の傾向や実態調査と比較することで，現象を絞り込むことができるでしょう．

3 これってマイブーム?

初めて研究する人の困りごと 3

研究テーマに自信が持てない人!
次のようなことはありませんか?

- 自分がいま困っていることばかりにとらわれている
- このテーマが研究に値するか検討していない
- 勉強不足で自分が知らないだけだったりする

ここでのカギは「研究の必要性があるものを見極めること」です.

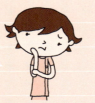

知らないのって私だけ?

研究の背景に, 自分が所属する病棟で現在困っていることがあって, それを何とかしたいということばかり書いていませんか? 看護研究の指導に携わっていると, しばしばこのようなケースに遭遇します. 確かに, 臨床研究は, 看護実践を改善したり看護実践の適切性を証明したりするものなので, 日々の看護活動に着目するのは間違いではありません. しかし, 数年前に取り組んだはずなのに, 看護師のメンバーが変わったことで立ち消えになり, 同じようなテーマが繰り返されたり, もう何年も前に盛んに研究されたことなのに, 病棟の異動ではじめてその専門領域の看護に携わることになって, 疑問をもったりする場合があります. その人の中ではまさに今がブームなのですね. それらは, 単に自分が知らないだけ, 自分が知りたいだけということになりかねません.

ズバリ! お悩み解決法

そうならないようにするためには, 研究すべきこと (研究するに値すること, 研究の必要性があること) と, 自分が知りたいことを区別する必要があります. その専門分野に詳しい人から自分の関心をもっていることがすでに議論されつくしたことではないか, ここ数年のトレンドは何なのか等について話を聞いたり, **先行研究**をあたって検討します.

1年前に血液内科病棟から消化器外科病棟に異動した看護師Aさん.「ストーマを造設した患者さんに対して自分たちが行っている退院指導がはたして適切なのか」「福祉制度について十分に説明できていない」「病棟の看護師がどのように指導しているのか気になる」「患者・家族は退院後に困っているのではないか」という疑問をもっていて, それを研

究で明らかにできないかと考えました．

　福祉制度についてはMSW，病棟看護師，皮膚・排泄ケア認定看護師の誰が担当するかは別として，当然されなければならないことですので，その必要性・有効性を研究で明らかにする必要があるのかということを考える必要があります．また，他の看護師がどのように指導しているかについては，研究で調査するまでもなく，カンファレンスで話し合えば，情報を共有することができます．さらに，退院後の患者・家族が退院後に抱える困難はすでに調べられているかもしれません．

　実際，**文献検索**をしてみると，複数の先行研究を見つけることができます．検索で得た論文を読んで，自分の知りたいことが記載されていたら，それは研究で明らかにする必要はないということになります．すでにわかっていることを調査するのは，倫理的にもNGです．

　しかし，集めた論文を読んでいると，もっと知りたいことや，まだ明らかにされていないことが見つかるかもしれません．Web上で見られる論文，自施設の図書館（室）にある論文など，少なくともそれらを読んでからテーマを変えるかどうか判断しましょう．

■ **「やらないよりはやった方がまし！」**
　なテーマではダメなんです！

　ひとくちに医療施設といっても，医療体制や看護体制は異なっていて，どこの病院でも教科書にあるような治療方法や看護を取り入れているとは限りません．先進的なことを行っている施設が看護学の雑誌や学会で紹介している，「よい」という方法を取り入れたいと思うことはよくあると思います．それを研究にしたいと希望することもしばしば見かけます．

　研究として成立させるためには，先行研究で**有効性**が証明されていることを，再び自分の施設で実施する必要性を見つけることが必要です．たとえば，対象となる患者の状態の違い（疾患，障害，年齢など）がある場合です．その場合も，適用することの**妥当性**の検討が必要です．たとえば，整形外科病棟で用いられているチェックリストを神経内科病棟でも使用して有効性を証明したいというのであれば，そのチェックリストが神経内科疾患の患者に適用できるのかを検討することが必要です．同じ物差しで異なる疾患の患者の状態を評価することができるのか？　という点の検討です．ただし，整形外科病棟で使用しているチェックリストでは神経内科病棟の患者の評価はできないということを証明し，新たなチェックリストの作成を試みたい，その第一段階の研究を行いたいというのであれば話は別です．

　また，これまで行ってきた援助方法を改善するので，その有効性を明らかにしたい，ということもあると思います．患者に害になるようなことはしないので，まさに，「やらないよりはやった方がまし」という程度のことになりかねません．たとえば，終末期の患者に関わることが多い病棟の看護師が，自分たちは十分に患者・家族対応ができていないので，対応方法について勉強会を開き，その有効性を証明したいということを考えたとします．その場合，勉強はした方がよいに決まっているので，研究とするには，勉強会の方法とどのような有効性を証明するかについて検討が必要です．単に終末期ケアに関する知識の増加で有効性を示しても意味がないということになります．

　さらに，研究として成立させるためには，得られた結果を他施設でも活用してもらえる（研究用語でいうと**一般化**できる）可能性をもたせることが必要です．たとえば，これまで術後患者の早期離床の進め方は看護師一人ひとりの判断に任されていたため，フローを作って統一を図り，その効果を見たいというような場合，対象となる患者の疾患・術式・医師の指示との関係が細かにかかわるようなフローなら，条件の一致する施設はなかなかないかもしれません．汎用性のあるフローにしてみたところ，逆に病棟では使えない！　となってしまうなら，研究ではなく業務改善とした方がよさそうです．

1 | テーマ

テーマ設定

4 すでに明らかになっていませんか？〜文献検索の仕方

初めて研究する人の困りごと4

研究を始めてみようと思うけど……．
次のようなことはありませんか？

- **先行研究を調べていない**
- **なにから取りかかればよいのかわからない**
- **すでにわかっていることをやろうとする**

ここでのカギは「先行研究にあたること」です．

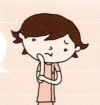

先行研究ってなに？

■ 誰も調べていない（取り扱っていない）テーマってあるの？

あると思います．それを確認するためには，まず**文献検索**をしてみないと分かりません．自分が気になっている事象，着目した事象をことばに置き換え，それ（**キーワード**）を使って検索を行います．キーワード検索によって該当する論文があるかどうか，確認するのです．過去に研究された論文がないからといって，喜ぶのはまだ早い！です．国内では行われていなくても，海外ではすでに着手されていることもあるので，海外の検索サイトやデータベースでも探してみます．

また，取り扱うには，相当の準備と覚悟で臨まなければならない事象もあるので，「研究されていないからラッキー！」とばかりはいきません．たとえば，「意識障害のある患者に刺激を与えて，覚醒効果があるかどうかを知りたい」というテーマの場合，1日の生活のなかで患者にはさまざまなケアを行うため，すべてのケアが刺激となり，刺激そのものをコントロールすることが極めて難しいこと，意識障害の回復が，刺激を与えたことの効果なのか，病状の改善によるものなのか判別しにくいこと，個々人の状態には差があるので，証明するためにはたくさんの標本数が必要であることなどが，研究を行ううえで課題となります．そのため，事例報告に留まっている，ということもあるかと思います．

集められた文献によって，自分が気になっている事象が研究するのにふさわしいものか，また，テーマや研究デザインが決まるので，文献検索とそれによる文献収集は重要です．

ズバリ！お悩み解決法

そのためには，文献を探すという作業が不可欠です．

■ 文献収集の目的

　文献とは，研究上の参考資料となる文書・書物のことで，研究・経験・調査・思索などが記されたものです．研究をする際に文献を収集する目的には次の3つがあります．

① **用語の使い方を把握する**

　同じようなことを意味する言葉がいくつかある場合があります．その言葉はどういう意味で使うのか，また，普段会話の中で使っている言葉は研究計画書や論文を書くうえでも用いられるのかなど，文献を見て用語の使い方を把握します．

② **自分が着目したことがらについて，すでにわかっていることとそうでないことを明らかにする**

　その分野の研究はいつごろ始まって，どのような経過をたどっているかを明らかにすると，今さら行う必要があるか検討することができます．一般に使用に有効な文献は5年以内のものとされていますが，過去5年間の文献だけを検索していると，研究の開始やブームがそれより前だったものは検索されず，「研究されていない！」と勘違いしてしまうことがあるので注意します．

③ **何がどのような方法で，どこまでわかっているか明らかにする**

　同じような研究をしないようにするためには，何がどのような方法で，どこまでわかっているかを明らかにします．そこで用いられている測定用具を使用する方が簡便で（測定用具の信頼性や妥当性を証明することは省略できるかもしれない）有益であることもあります．

■ よい文献とは

　文献には，辞書，事典，図書，雑誌，新聞記事，報告書，インターネットの記事などがあります（表1）．情報の鮮度は，ホームページ＞新聞＞学術雑誌＞図書となりますが，個人のホームページは信頼性が低く，ページ作成の日付が明記されていない場合は信頼性とともに鮮度も疑わしいので，webサイトの情報には注意が必要です．

　研究計画を立てる前に集める文献は，研究の必要性やなぜその方法をとるのかを述べるため，通常は専門誌に掲載されている原著論文や研究報告が対象となります．これらの文献は**フルペーパー**とよばれ，研究の背景から結論までが一通り，追試できるほどの詳細さで記載されています．ただし，きちんとし

表1　文献の種類

辞典		文字や単語などの「ことば」の読み方，意味，語源，用例などを解説したもの 国語辞典，英和辞典，漢和辞典など
事典		いろいろな「ことがら」を集めて，その概要を解説したもの 百科事典
図書	教科書	現時点でのスタンダードな知識をわかりやすく解説した教育のための情報源
	専門書	特定のテーマについて，より専門的にまとめた書籍
	マニュアル	臨床で必要となる実際的な知識を簡潔にまとめたもの
	体系・講座	各分野の知識を系統的にまとめたもの
	展望・総説	新しい知識を紹介したもの，動向をわかりやすくまとめたもの
雑誌	学術雑誌	新しい知識を伝えるための情報源
	商業誌	臨床に役立つ特集記事（解説）や実践報告などを提供するもの
	学会誌	特定の専門分野や大学が母体となった研究発表の場
	紀要	大学・短大で発行されている研究論文を発表するための雑誌
	一般雑誌	

た体がなされていても，自分たちの関心課題に関連がなければよい文献とは言いがたいです．また，文献そのものが調査対象とならない場合は，一般的には5年以内の文献がよいといわれています．学会発表にエントリーする際には「抄録」という，研究をコンパクトにまとめたものを提出しますが，それでは研究について詳しいことがわからないので，それもよい文献にはなりません．

先行研究ばかりが文献ではありません．研究の背景で，その課題を取り上げる理由を述べる際には，国民／地域住民／入院患者／施設利用者などの健康状態や，治療・支援等に関する情報を用いることが必要な場合もあります．その際には，官公庁等から出されている報告書を用います．また，取り扱う概念を定義したり，概念枠組や理論的枠組みを表す場合は，辞書や図書を用いることもあります．さらに，文献研究や歴史的研究を行う場合は，さまざまな種類の文献が調査対象となります．調査内容によっては，メモや日記なども文献となります．

研究の背景や考察で文献を引用する場合は，誰もが納得のいくような由緒正しい出所であることが必要です．学術雑誌に関しては，インパクトファクターという指標があります．これは，特定の1年間において，ある特定雑誌に掲載された論文が平均的にどれくらい頻繁に引用されているかを示す尺度で，科学界における雑誌の重要度を示すものです．引用される回数が多い雑誌ほど質が高い雑誌であると言われています．インパクトファクターの算出や用いられかたには課題があるようで，一般的には質の高い雑誌からの引用の方が信用されます．

■ よい文献の探し方（コツ）

文献を集める方法としては，大きく①引用・参考文献をたどること，②探索ツールを利用すること，③検索エンジンを利用することの3つがあります．①は，教科書・専門書・雑誌記事の最後にある「引用文献リスト」「参考文献リスト」で示された資料を探します．②の探索ツールを用いる方法としては，**二次資料**を用います．二次資料とは，どんな一次資料があるのかを探すための資料で，索引誌と抄録誌があります．索引誌は論文がどの雑誌に掲載されているかを示すもので，最近はこれが電子版となりweb上で検索できるようになりました．抄録誌は索引誌の内容に論文抄録を併せて掲載してあるものです．③**検索エンジン**とは，情報を検索するシステムのことで，狭義にはインターネット上の情報を検索するシステムです．代表的なものにgoogleがあります．ちなみに，**一次資料**とは図書，雑誌，新聞など原文そのもののことを指します．探索ツールは，何を探したいかにより使い分けます（表2）．

すでに分かっている文献を探すときは，タイトルや著者を入力しますが，どんな文献があるかを探す時は，キーワードを使います．

根拠に基づいた実践を行うための手法として，臨床場面で生じた疑問を明確にする方法があります．PICOまたはPECOというものです[1]．これは疑問について文献を収集するためのキーワードの選定につながり，文献を収集した後，収集した論文を読む際の視点（文献整理の項目）になるだけでなく，研究疑問を明確にするためにも用いられます（→基礎知識3参照）．

表2 文献を探す手がかり

どんな図書がどこにあるか	図書館の分類，目録（OPAC）
どんな雑誌がどこにあるか	書店・出版社が発行する目録・サイト
どんな雑誌論文・記事があるか	文献情報データベース（Web, CD-ROM），冊子体の索引誌・抄録誌
どんな新聞記事があるか	新聞記事索引（Web, CD-ROM），新聞社のサイト，縮刷版
統計資料や専門的な情報はあるか	統計情報提供サイト，各種報告書，各専門機関のサイト，刊行雑誌

■ 文献収集の方法

キーワードの設定は，単語レベルとし，必要により単語を組み合わせます．多くの論文には，要旨の下にキーワードが記載されていますので，どのような長さのことばをキーワードとすればよいか，参考にするとよいでしょう．キーワードの組み合わせは，言い換えができる用語は「or」，組み合わせて使いたい用語は「and」でつなぎます（図1）．「退院支援」「退院調整」「在宅移行支援」など似たような用語がある場合，「or」を使います．用いたキーワードのうちいずれかが含まれた文献が検出されます．「家族支援」だけでは，さまざまな患者の家族を対象とした支援の文献がヒットしてしまうような場合は「and」を用いて，狭めて行きます．「高齢者」「脳卒中」などを「and」でつなぐと，それらがすべて含まれる文献が検出されます．また，「not」でつなぐと，あるキーワードの文献のうち，notの後のキーワードに関する文献を除いた文献が検出されます．たとえば，高次脳機能障害患者の家族支援について探す際，小児を除きたい場合は，「高次脳機能障害」and「家族支援」not「小児」というように設定します．

文献検索は，まずは日本語の文献から開始します．検索サイトおよびデータベースとしては医学中央雑誌，メディカルオンライン，最新看護索引，CiNii，J-STAGEなどがあります．必要時，海外の論文を探します．検索サイトとしては，CINAHL，MEDLINEなどがあります．施設が契約していないと使えないものもあるので，どの検索サイトおよびデータベースが使えるのか確認します．

検索により読みたい論文が決まったら，入手方法を検討します．電子ジャーナルで入手できる場合は，PDFファイルをクリックすることで全文を読むことができ，プリントアウトして保管することができます．電子ジャーナルで入手できない場合は，自施設の図書館（室）にあるかどうか確認します．ない場合は，司書さんに取り寄せてもらうか，国立国会図書館など蔵書があって入館可能な図書館に行き，複写を申し込みます．Web上で購入できるものも

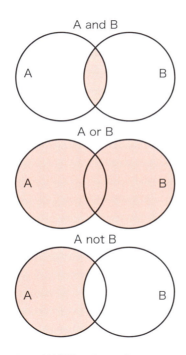

図1　キーワード検索での and, or, not

表3　エビデンスの精度：AHRQ（米国保険政策局）による基準

根拠の信頼度	内容
Ⅰa	複数のランダム化比較試験のメタ分析による
Ⅰb	少なくとも1つのランダム化比較試験による
Ⅱa	少なくとも1つのよくデザインされた非ランダム化比較試験による
Ⅱb	少なくとも1つの他のタイプのよくデザインされた準実験的研究による
Ⅲ	比較研究や相関研究，症例対照研究など，よくデザインされた非実験的記述的研究による
Ⅳ	専門家委員会の報告や意見，あるいは権威者の臨床経験

※ランダム化比較試験：RCT（randomized controlled test）

あります．

■ 文献整理の方法

文献は，疑問から研究疑問に仕立てる際だけでなく，次のような場面でも使うことができます．収集した後，しっかりと整理しておきましょう．
・研究の背景，方法を参考にする
・記載方法を参考にする
・自分の研究結果を比較する

図書：必要な部分を書きとめる，またはコピーし，書名・著者名・出版社・出版年を記録しておきます．

雑誌：必要な部分を書きとめる，またはコピーし，雑誌名・発行社，出版年，巻・号などを記録しておきます．マトリックス法で収集した論文に掲載された情報を系統的に整理しておくと，比較対照を容易にすることができ，収集した論文の共通点やトレンド，不足している点などを指摘しやすくなります．横軸に著者名，論文タイトル，発行年，研究目的，取り扱った変数，対象者とその数，対象者の属性，標本の抽出方法，データ収集方法，データ収集年，結果，研究の長所と短所をとり，縦軸に収集した文献を並べていくものです．

新聞：切り取ってスクラップします．新聞紙名，発行年月日，朝刊・夕刊の別，掲載面を記録します．

テレビ番組・講演：DVD・VTRに記録し，放映日時，放送局，番組名などを記録します．

インターネット：情報を得たURL，情報を得た日付けを記録し，「お気に入り」，「ブックマーク」などに登録しておきます．

■ エビデンスレベル

エビデンスレベルとは，得られた情報の裏付けとなる科学的根拠のことです．研究の結果に偏りがなく，どれだけ一般的なものかを示します．AHRQ（米国医療政策研究局）によると，研究デザインとエビデンスレベルは，質の高い順に表3のように分類されています．

①システマティックレビュー／メタアナリシス

システマティックレビューとは，ある研究疑問に関する過去の研究を集め，その内容を評価し，要約してまとめたものです．「関連する研究を検索する」「収集した研究から取り扱う研究を選択する」「選択した研究からデータを抽出する」「研究の質を評価する」「それぞれの研究の結果をまとめる」「記述的要素を構成する」「定量的統合（メタアナリシス）」「報告書の作成」というプロセスを含みます．

メタアナリシスは，システマティックレビューのプロセスの1つで，研究疑問に関する研究データを，統計学的な手法を用いて統合し，総合的に評価する方法です．

②RCT（ランダム化比較試験）

実験群（介入群）と対照群の2つ，または2つ以上のグループに振り分けて効果を比較する研究で，その振り分けを無作為に行う研究です．

③CCT（非ランダム化比較試験）

実験群（介入群）と対照群の2つ，または2つ以上のグループに振り分けて効果を比較する研究で，その振り分けが無作為ではない方法で行う研究です．グループ間で偏りが生じる可能性があるため，ランダム化比較試験よりエビデンスレベルが低くなります．

④分析疫学的研究（コホート研究）

前向きな研究です．あらかじめ疾病や重症度へ影響すると考えられる要因を決めて，対象者を一定期間追跡し，どうなるかを調査する研究です．たとえば，注意障害と転倒の関係を明らかにしたい時，ある時点で注意機能を評価し，その後一定期間追跡して，注意障害のある人の方が転倒する割合が多いかどうか比較する研究です．

⑤分析疫学的研究（症例対照研究・横断研究）

後ろ向きの研究です．症例群と対照群に分けてか

ら，影響すると考えられる要因の有無や程度などを比較する研究です．たとえば，転倒した人とそうでない人について，過去にさかのぼって注意機能を調査するものです．

⑥記述的研究（症例報告・ケースシリーズ研究）

症例報告は，症例の経過や結果をまとめて記述した研究です．ケースシリーズ研究は，ある介入を，何名かの対象者に実施して，経過や結果を観察し，そのデータをまとめて報告したものです．

看護研究でも，エビデンスレベルの高い研究を行って，診療報酬に結びつけることができるといいと思います．

基礎知識 ③

PICO・PECO

まず臨床場面で生じた疑問について整理し，以下の形式で構造化します．

- P（patient）：対象（どんな患者に，誰に）
- I（intervention）：介入（何をして）／ E（exposure）：要因（何によって）
- C（comparison）：比較（何と比べて）
- O（outcome）：結果（どのような結果になるか）

たとえば，次の疑問を構造化してみましょう．

後輩の新人看護師が「ここの病棟に入院している患者さんは意識レベルがクリアでない人が多くて，自分が行っている援助の効果がわかりにくい．がんばって働こうという気持ちになれない」と相談してきたことから，プリセプターをしている看護師たちが，意識障害のある患者さんへの援助を行うことにより得られるものを伝えて，意欲をもって働けるようにする必要があるのではないかと考えました．

PICOで考えてみると，
P（対象）：意識障害のある患者を担当する新人看護師
I（介入）：関わりにより得られるものを伝える／ E（要因）：関わりにより得られるもの
C（比較）：現状に比較して
O（結果）：ケア意欲の向上
となります．

それをキーワードにすると，「意識障害患者」and「新人看護師」，「関わり」and「効能」，「ケア意欲」などが考えられます．文献の収集は，これらのキーワードをもとに検索するところからはじめましょう．

---

1) 福原俊一：リサーチ・クエスチョンの作り方．p80, 特定非営利活動法人健康医療評価研究機構, 2015.

1 | テーマ

テーマ設定

5 文献を批判的に読むってどういうこと？〜文献クリティーク

初めて研究する人の困りごと5

先行研究を読むときには，文献を「批判的に読む」視点が必要です．
以下のようなことはありませんか？

- 過去の文献を参考に研究をデザインしたら，元の文献が不適切なものだった
- 元の文献の，どこが問題だったのかわからない
- クリティークのやり方がわからない

ここでのカギは「文献を読むときに吟味すべきポイント」です．

研究疑問を明確にし，それに基づき研究方法を確定するために，文献を集めることが必要だということはこれまでに述べてきたとおりです．集めた文献を整理して，先行研究に関しては，何がどこまで，どのような方法で明らかにされているかをまとめます．その際に，先行研究が適切な方法（妥当な方法，信頼がおける方法ともいえます）で実施されていたのかを吟味する必要があります．方法に限界や課題があると，研究結果をそのまま信用する（使う）ことができないので，その先の研究を行うのではなく，もう一度やり直さなければならないかもしれないからです．

たとえば，調査対象の数が少なすぎるとか，調査対象が1つの病棟の看護師に限られているなどの場合は，対象数を増やしたり，複数の施設の看護師を対象にして同じような調査をしたりすることが必要になるかもしれません．また，ある援助の効果を明らかにするという研究で，援助の実施が複数の看護師によるもので，方法がしっかりと統一されておらず，結果が期待したものではなかった，というような場合は，援助方法を統一することによりやり直す価値のある研究になるかもしれません．

 ズバリ！お悩み解決法

そのため，文献は「ほんとにいいのかな？」という気持ちで読むことが必要になります．「批判的に読む」ということです．カタカナ語を用いると，「**クリティーク**」「**クリティークする**」といいます．それは単に「……だからこの研究はダメ」と否定することではなく，どこが（何が）どのようなことから不十分で（課題があり），どうするとよいのかを指摘することです．それができると，自分の研究も適切に計画することができます．

文献をクリティークするには，クリティークでき

る文献を用意する必要があります．学会発表にエントリーする際に書く抄録を用いてもクリティークはできません．クリティークには，緒言から結論までが記載された科学論文で，フルペーパーのもの（省略・要約せずにすべて記載されたもの）を使用します．文献の種類でいうと，原著とか研究報告です．

研究をそれほど経験したことのない人からは，「文献を読んでも，『あ～，なるほど……』としか思えません」ということをよく耳にします．批判的に読むことには，数をこなすとか，経験を積むことも必要ですが，どこを吟味しながら読めばよいか，ポイントを明確にすることが必要です．

■ 量的研究のクリティーク

Burns & Grove[1] は量的研究のクリティークとして，3つのステップがあることを示しています．それらは，①研究のプロセスのステップを識別すること，②研究の長所と短所を決定すること，③看護知識と看護実践にとっての研究の信頼性と意味を評価することです．

表4　量的研究のクリティーク

テーマ	・わかりやすく簡潔に示されているか ・変数が含まれているか ・研究デザインが反映されているか
研究の背景	・研究疑問は文献検討に基づいているか ・取り扱う概念について文献検討されているか ・取り扱う課題について，これまで何がわかり，何が明らかになっていないのかが示されているか
研究目的	・明確に，具体的に示されているか ・研究疑問に基づいているか
研究デザイン	・研究目的を果たすために適切なデザインであるか ・研究デザインが示されているか
サンプリング	・対象は研究目的に示した母集団を反映しているか ・標本抽出方法は適切か ・標本サイズは適切か
データ収集方法	・データ収集方法は適切か ・他の研究者が再現できるように研究方法が示されているか ・質問紙の内容・作成の手順が示されているか ・（関連検証・因果仮説検証研究の場合）測定用具の信頼性と妥当性は示されているか
分析	・研究目的に応じた分析方法であるか ・分析に必要な標本数であるか（統計処理の前提条件を満たしているか）
倫理的配慮	・適切な倫理的配慮がなされているか 　研究対象者への説明，同意の取り方，機会の保障，データの取り扱い方・管理・処分の仕方 　危険を避けるための方法，危険を察知した場合の対応，倫理審査委員会における承認
結果	・結果は明確に示されているか ・調査研究の場合，回収率，有効回答数は示されているか ・図表は適切か，図表と本文の数値は一致しているか ・研究疑問に答えているか ・研究疑問に示されていないことについて述べていないか ・研究結果は，看護研究・看護実践・看護教育などにおいてどの程度重要か
考察	・結果を簡潔に要約して示しているか ・著者の主張は結果に基づいた論理的で正当なものか ・文献との比較を行っているか（他の文献との矛盾はないか） ・結果の一般化について記述しているか ・研究の限界，今後の研究における示唆が示されているか

①は研究を一通り読んで，研究で用いられている用語，概念を理解する（何が取り扱われているのか理解する）こと，それを取り扱うことの意義や意味を把握すること，どのような目的，方法で研究が行われたか，どのような結果が得られ，研究者がそれをどのように解釈しているのかを把握することです．②は本来あるべき状態（理想的な研究）と記載内容を比較し，適正かどうかを明らかにすることです．③は研究のプロセス，研究結果の一貫性を吟味するとともに，先行研究との関係を踏まえ，研究の妥当性，真実性，意義，意味を評価することです．初学者には，②や③は難しいですね．

②は，研究に関する本を読んだだけで身に付くものではなく，実際に研究を体験したり，自分が行ったクリティークに指導者から助言を得るなどしたりして徐々に発達させていくものだと思います．学会誌等に論文を投稿すると，査読が行われ，査読結果に基づいて追加・修正することで掲載が認められます．査読をする人（査読者）は③までできる能力をもつ人だということです．

量的研究といっても，質問紙法，観察法など，方法には種類があり，クリティークする際に着目すべき細かな点は異なりますが，②に関するアウトラインは表4に示す通りです．①②については，内容を記載して報告し，仲間とディスカッションしたり，指導者から助言をもらったりすると，クリティーク力がつきます．②については，Web上にクリティーク・チェックシートなどもありますので，それをダウンロードして用いるとよいと思います（http://jnapcdc.com/cq/check-sheet.html）．

■ 質的研究のクリティーク

Burns & Grove[2]は質的研究のクリティークを行う前提として，質的研究の土台となる哲学について認識していることが必要であると示しています．また，質的研究の代表的なアプローチ方法について理解していないとクリティークが困難だと指摘しています．さらに，質的研究への参加者に共感できるような心の開放性も必要だといわれています．

質的研究では，データを収集した場所，対象者とそれらの人の体験，研究過程で研究者がどのように考えたかについて，論文を読む人がその出来事をあたかも自分が体験したかのように思えるほど明確に，正確に示されていることが必要です．まず，焦点を当てた事柄について，質的研究が有用な状況なのかを吟味します．文献レビューを踏まえ，研究疑問，研究目的を把握します．

次に，研究が用いている哲学と方法論的アプローチが明らかにされているかどうかを把握します．たとえば，現象学的アプローチは，意味を帯びて人々が体験することを現象としてとらえ，その「意味現象」がどのようにして生じるのかを問うのですが，意味現象の成り立ちを明らかにする哲学は，提唱者により異なっています．メルロ＝ポンティやフッサールは「身体」を哲学の中心においています．フッサールは，知識の客観性は自然と人の身体を介した共通性に求められるとしています．また，メルロ＝ポンティは，現象学的身体＝主体だとしているのに対し，ハイデッガーは「人間の実態は心と肉体の総合としての精神ではなくて，実存である」と，人間という存在を心身の総合物とする考え方に反対しています[3]．したがって，どのような哲学を用いているのかを明らかに示す必要があるのです．

続いて，研究参加者のサンプリング，データ収集の方法，分析方法，結果を把握します．具体的には，研究テーマの設定から結論に至るまでがきちんと記載されていること，手順がきちんと示されていること，それを読んだ人が分析しても同じような結論に達することができることが必要です．質的研究では，研究参加者の情緒的な面を取り扱うため，倫理的配慮は重要です．倫理的にも問題のないことが示されている必要があります．それらが，適切かどうかを評価します．

さらに，データ収集から解釈まで一貫性があるか，分析結果は取り扱った現象について意味を与えられるように緻密に分析されているか，また既存の看護

表5 質的研究のクリティーク

テーマ	・わかりやすく簡潔に示されているか ・焦点を当てた現象や集団が示されているか ・研究デザインが反映されているか
研究の背景	・研究疑問は文献検討に基づいているか ・研究の必要性が示されているか ・哲学的背景が示されているか
研究目的	・研究目的が明確に示されているか ・研究疑問に基づいているか
研究デザイン	・デザインは研究疑問に基づいているか ・そのデザインを用いることの必要性・根拠が示されているか
サンプリング	・サンプリング方法が明確に示されているか
データ収集方法	・データ収集方法が明確に示されているか ・研究目的に合致したデータ収集方法であるか ・目的を達成するのにふさわしいデータが収集されているか ・データの信用性が示されているか
分析	・データ分析の手順が明確に示されているか ・分析過程が適切にわかりやすく示されているか
倫理的配慮	・適切な倫理的配慮がなされているか 　研究対象者への説明，同意の取り方，機会の保障，データの取り扱い方・管理・処分の仕方 　危険を避けるための方法，危険を察知した場合の対応，倫理審査委員会における承認
結果	・研究参加者の特徴が示されているか ・データ→結果の一貫性があるか ・オリジナルデータが用いられているか ・研究疑問に答えているか ・研究結果は，看護研究・看護実践・看護教育などにおいてどの程度重要か
考察	・結果を簡潔に要約して示しているか ・著者の主張は結果に基づいた論理的で正当なものか ・文献との比較を行っているか（他の文献との矛盾はないか） ・研究の限界，今後の研究における示唆が示されているか

の知識体系と比較可能であるか，看護実践に用いることができるのかを評価します．質的研究は，今までに明らかにされている理論や研究結果では取り扱う現象を説明することができないと判断したために行うのですが，得られた結果がまったく比較しようのないものであってはいけないのです．先行研究の結果とほとんど同じでも，質的研究を行った意味がないので，そのあたりを吟味します．アプローチ法により，細かな点は異なりますが，表5の視点で評価をします．

質的研究のクリティークは，かなり難しいと思います．少なくとも，文献を読んだときに，「どうしてこういう解釈になるの？」，「どうしてこんなふうにまとまるの？」，「だから何がいえるの？」，「これが何に役立つの？」という疑問が生じた場合は，読者を納得させられるような論述にはなっていないといえます．指導者から助言を受けながら，文献を読む目を養っていきましょう．

---

1) Grove SK, Burns N 著／黒田裕子・中木高夫・逸見功監訳：バーンズ＆グローブ看護研究入門 原著第7版．pp409-416，エルゼビア・ジャパン，2015．
2) 前掲書1），pp416-419．
3) 星　敏雄：意味と身体．pp71-72，弘文堂，1996．

1 | テーマ

テーマの表現

6 何をする研究なの？

初めて研究する人の困りごと6

研究テーマは，研究内容が明確に伝わる内容になっているでしょうか？
次のようなことはありませんか？

- **研究デザインがはっきりしない**
- **ケアの目標と研究目的を勘違いしている**
- **研究対象や概念が明らかになっていない**

ここでのカギは「テーマと研究キーワーズの一致」です．

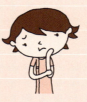

一目で分かる研究テーマ

研究テーマは研究の内容，対象，方法などの主要な要素を含めて表現されるもので，研究テーマから「何に関する研究」が，「誰を対象」に，「どのような方法」で行われているかが読み取れます．

研究テーマを表現するときのチェックポイントは，以下の通りです．

①テーマと**研究キーワーズ**が合致しているか
②研究キーワーズを少なくとも3つ程度あるいはそれ以上含め，同じワーズを繰り返していないか
③テーマの表記が長すぎないか，短すぎないか

ズバリ！お悩み解決法

よい研究テーマの表現とは研究でのキーワーズをおおよそ含んでいます．読み手は，自分が考える研究のキーワーズを探索していきますので，研究の活用率（**被引用率**）も高くなります．

次のような研究テーマを見てみましょう．
（例1）「がん患者の褥瘡発生に関する研究」
（例2）「脊髄損傷者の褥瘡発生に関する研究」

「……に関する研究」という表記は，複数年にわたり研究費を得て実施される研究の場合によく用いられる表記です．この場合，研究はいくつかの研究課題を年単位で細分化して実施していくため，研究テーマは，研究費で申請する研究全体を表現する必要があります．しかし，実際には研究テーマは複数

被引用率：被引用率とは，ある研究が他の研究で引用されている頻度を示すもので，この数値が高ければ，研究としてよく読まれ，次の研究へと発展されていると評価され，公表価値も高いものと考えられています．研究を発表している研究者の評価にもつながります．

に分割して実施されます．研究の成果も，その取り組みの数だけ分割されて，順序だてて，分けて発表されます．

　例にあげた研究テーマでもう一度考えてみましょう．その表現が研究そのものを表しているかどうかが最も大切です．この2つの例を見ると，内容を表しているようですが，実は，読み手から見るとどのような研究をしているのか理解できません．なぜでしょうか．取り上げている用語の範囲が広すぎることが内容をわかりにくくしていることに気がついたでしょうか．

　ここにあげた2つの例では，より（例1）の「がん患者……」のほうがわかりにくいです．理由は，「がん患者」という場合，がんの種類や部位など広い範囲を含むこと，また，がん患者では必ずしも褥瘡発生が頻発しているわけではなく，褥瘡を想定しにくく，結びつきにくいことがあるからです．それに比較すると（例2）の「脊髄損傷者」では褥瘡発生を想定しやすく，合併症として取り上げられる頻度も高い看護問題であるので，2つのキーワードがつながりやすいという点で違いがあります．しかし，いずれも広範囲の状況でこのテーマの表現では，内容はわかりません．

　（例1）は，研究内容から部位が特定されるなら，「○○（部位）がん患者の在宅療養中の（時期）褥瘡発生……」のように表現すると，対象や時期が限定され，読み手が自分の関心に近いテーマなのかを判別することができます．また，（例2）では「脊髄損傷者の……」を，「頸髄損傷者……」とすれば損傷の高さを示すので，より対象の範囲を限定することになります．このように用語は厳密に絞り込んでいきましょう．

　例として最近の学会で研究発表されたテーマを4つあげます．
（例3）「特発性間質性肺炎患者が認知する病気の不確かさと関連要因の探索（2018年3月1日，日本看護科学学会）」
（例4）「在宅における補助人工心臓装着患者の介護者への療育支援の課題：文献検討」
（例5）「乳幼児を養育する母親のしつけと虐待の境界の様相（2018年3月1日，日本看護科学学会）」
（例6）「知的障害者が医療機関の受診を困難と感じるプロセス（2018年3月1日，日本看護科学学会）」

　これらの例のように，表記のコツとして，テーマに「対象」「最も研究の中心にある概念や疑問」「研究方法」などが含まれていると，研究デザインまでテーマから理解ができます．

　たとえば，（例3）のテーマでは，「不確かさ」が中心となる概念であり，対象者は「特発性間質性肺炎の患者」であるとタイトルの表記からすぐに読み取れます．そして「関連要因の探索」と書かれているので，関係探索研究デザインであると推測できるのです．（例4）のテーマも文献レビューを行った研究であることが読み取れます．（例5）では「しつけと虐待の境界」が中心となる概念で，「様相」とありますので，因子探索研究あるいは質的記述的研究であり，研究の問いはレベル1と読み取れます．

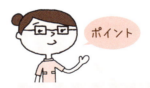
ポイント

　テーマとキーワーズ，そして目的にはその研究で大事にしている概念が一貫して表現されます．次のような例をあげておきます．
例　"一貫性"が研究では重要ですが，とくに
　　"テーマ"（タイトル）で使われている用語
　　"キーワーズ"で上げられている用語
　　"目的"で使われている用語
が一致していることが一貫性を評価するひとつの目安となるので，用語を絞り込んで最も的確な用語を使いましょう．

1 | テーマ

Q7 サブテーマって必要でしょうか？

初めて研究する人の困りごと7

研究テーマにサブテーマをむやみに付けていませんか？

- メインテーマとサブテーマのちがいが区別されていない
- どれが一番重要なキーワードなのか分からなくなっている
- サブテーマに研究の意義や研究者の主張が入っている

ここでのカギは「キーワードの絞り込み」です．

サブテーマには何を書く？

メインテーマと**サブテーマ**（主タイトルと副タイトル）とは何が違うのでしょうか．

研究テーマには，サブテーマは必ずしも必要ではありません．メインテーマだけでは十分に研究の内容を表現しきれないときに，サブテーマを用います．

表記の仕方は一般的に，

> ○○○○（メインテーマ）
> 　―△△△（サブテーマ）―

のように，サブタイトルの前後にバー（ハイフン）を用いて表記するか，メインテーマの後ろに片側ハイフンを用いるか，ハイフンの代わりに別の記号を用いるかで表します．学会発表や論文投稿の際には，投稿する学術大会の規定や，学会誌あるいは商業誌の投稿規程にしたがって表記します．

見方を変えれば，サブテーマは，表記したい内容がうまく絞り込めていない可能性や，本来は必要でない内容が追記されている可能性もあるので，できるだけ文字数を絞り込んで必要なキーワーズだけで内容を簡潔に表現することが重要です．

ズバリ！お悩み解決法

メインテーマのみで表現することが原則なので，メインキーワードが，必ずメインテーマのほうに入ります．

看護現象を絞り込んで，この研究で大切にして吟味したいことを見極めることで，自分が取り組もうとする研究の中で，何が最も重要なキーワードなのかを選定し，表現できるようになります．これによって「メインキーワード」が区別できます．

そうしてから「うん！　それだ」と思うテーマをできるだけ最小限の文字数で表現してみましょう．

■ テーマとサブテーマの分けかた

メインテーマとサブテーマで用語が煩雑に入り組んでしまうと，何が自分の研究にとってキーワーズなのか，わからなくなります．また，同じキーワードが重複しているということはないでしょうか．

次のような例ではどうでしょうか？

（例1）「大腿骨頸部骨折患者の在宅生活を見据えた退院指導―二次骨折予防を念頭に―」

この例では，論文の論述内容から，次のようにメインテーマとして表現できるかもしれません．

「大腿骨頸部骨折患者の退院後の生活における二次骨折予防のための支援」
「大腿骨頸部骨折患者の二次骨折予防のための退院支援」

このように，論文の内容次第で，「二次骨折予防」がより大切なキーワードなのか，「在宅生活を見据えた」がより大切なキーワードなのか，いずれかを取捨選択してテーマの表現を絞ることができます．

また，次のような例ではどうでしょうか．

（例2）「大腿骨頸部骨折患者の在宅支援を見据えた退院指導―二次骨折予防とADL自立を目指して―」

サブテーマに「○○を目指して」と書かれています．このようなテーマ表現は臨床から学会に出される研究によく見られます．

例1と例2はサブテーマの付けかたに違いがありますが，例1は研究内容の絞り込みの問題が含まれています．例2では明らかに在宅生活を大切にして退院指導をどうするかを考える内容が推定できますが，言葉が表すように，研究を通して「こうなればいいな」という研究者の期待や主張，研究意義，業務上の目的が含まれてしまっています．

サブテーマをいったん外して，メインテーマだけで言い切れないか推敲してみるといいかもしれません．メインテーマに言いたいキーワーズがすべて含まれているか．そして，サブテーマに研究の意義や研究者の主張が入り込んでいないか．このような自問自答をいくつか繰り返すことで，テーマの表現が洗練されていくでしょう．

誰かに読んでもらったときに，「それって何やるの？」なんて言われないか．冷静になってチェックしてみることは大切です．

豆知識・一口メモ

すべてのコツは研究疑問Research questionの絞り込み

表現がうまくできないとき，何を研究するのかについての絞り込みが十分でないことが考えられます．

「思い込みと思い入れ」をはずしてみましょう．

「こだわり」は大切ですが，そのこだわりは，客観性を損ねていませんか？

看護の経験の中から探究していく研究疑問は何なのかをたぐりあてていきますが，研究疑問を明確にしておくことが最も大切です．思い入れや思い込みをはずしてみるとこの研究疑問がすっきりと表現され，テーマの表記につながると思います．

豆知識・一口メモ

テーマは体言止め？

　研究テーマは，研究で取りあげている重要なキーワーズの組み合わせによって表現されますので，体言止めになることがフ・ツ・ウ・です．

　もし，テーマが文章表現になっていものがあるとしたら，投げかけや問題提起，書き手の主張や強調が含まれていないでしょうか．

　そこには，読んでほしい意図や，その論文に含まれる問いかけがあるのかもしれません．学術性の高いものではない!?のでは…

まとめ　1. テーマ

テーマ設定

- 日頃の疑問やこだわりによって導かれたものですか？
- 人に伝わるくらいはっきりとわかりやすくテーマが表現できていますか？

❶ あなたが体験している実践現場での疑問やこだわり，文献や書籍から研究テーマを見つけてみる．
❷ キーワーズから検索した文献を，たくさん読み込んで，研究テーマを導く．
❸ 研究テーマは，この研究で明らかになることを的確に表す．

テーマの表現

- テーマはキーワーズや目的と合致していますか？
- テーマから研究デザインや方法が読み取れますか？

❶ 研究テーマには，あなたが絞り込んだキーワーズが必ず含まれる．
❷ 研究テーマから研究デザインが読み取れる．
❸ 研究テーマから研究方法も読み取れる．
❹ 研究テーマは最小の文字数で目的とする中身を的確に表す．

MEMO

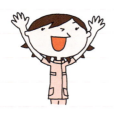

2 研究の背景・目的

8 なぜその研究をするのでしょうか？

> **初めて研究する人の困りごと8**
>
> 研究の背景っていわれても……．"なんとなく"なんです……の人！
> 次のようなことはありませんか？
>
> - 文献を用いず，自分の病棟の現状だけを述べている
> - 一般的な話が長々と続く
> - 引用文献の羅列になり，「だから何なのか」がわからない
>
> ここでのカギは「スタンスを明確にしておくこと」です．

この研究，なんでやらなきゃいけないの？

　研究のプロセスの中で最も難しいのが**研究の背景**を書くことかもしれません．背景には，なぜそのような事象を対象にして，そのような方法で研究を行う必要があるのかを書きます．ポイントは論理的に，読んでいる人が納得できるように書くことです．

　臨床現場の看護研究の計画書を見ると，研究を行うことの必要性として，文献は用いずに自分の所属する病棟の現状ばかりが書かれていることがあります．「A病棟では，慢性心不全の患者に対しパンフレットを用いて退院時指導を行っているが，再入院となる患者が少なくない．そこで，今後の退院時指導の示唆を得るために，退院後の患者・家族がどのようなニーズをもっているのかを明らかにすることとした」というような記述です．

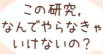 ポイント

　退院時指導の効果，問題や課題を明らかにしたいという話はよく聞きます．ここで重要なのは，「退院時指導の示唆を得る」というのがどこまでの範囲を表すのか，スタンスを明確にすることです．

　つまり，退院後に看護師が指導したとおりに生活が管理できることを期待して，具体的な指導内容をデータとして得たいのか（それはナンセンスだと思われますが），それとも退院後に看護師が指導した内容を実生活に適応できるように，入院中どのような力をつければよいかの示唆を得たいのか，という

看護師の立ち位置です．

 ズバリ！お悩み解決法

■ スタンス

まず，得たデータを最終的に看護援助に還元するのであれば，看護師としてどのような立場をとるか明確にしておくことが必要です．慢性疾患の患者・家族の自己管理に関してどのような援助が必要なのか，近年の文献（総説や図書でもかまいません）を用いて明らかにするとよいでしょう．

■ 先行研究の有無とそれとの違い

次に，**先行研究**を収集し，慢性心不全患者・家族を対象にした自己管理に関する研究がないかどうか，別の疾患の患者を対象とした研究でも適応可能なものがないかを確認します．先行研究でどこまで研究されているかがわかれば，その先の研究を行います．

文献を用いるといっても，一般論を長々と書く必要はありません．疾患の病態生理や治療法，生活管理方法をA4用紙の半分も使って解説しているような計画書を見かけることがありますが，そのようなことならみんなわかっています．また，先行研究を書き連ねればよいというものでもありません．「○○らは……と述べている」「△△らは……と報告している」「□□らは……ことを明らかにしている」ということが引用文を大量に用いて書かれると，研究者の考えがわからず，何をいいたいのか，どんな研究が必要なのか理解しにくくなります．

■ 必要性を裏付けをもって示す

研究の必要性については，全国的な統計が出ていればそれを使います．なければ，自分の所属する施設で，どのくらいの頻度でその疾患の患者が存在しているのかを示します．

前述の心不全の患者であれば，1年間にどのくらいの患者が入院し，そのうち再入院の患者がどのくらいを占めるのかを表します．頻度が多ければ，調査した方がよいというもっともらしさが出てきますし，ある程度の標本数が見込めます．

また，先行研究で明らかにされていることを示して，未着手の部分を明らかにします．自分の領域で行われていない研究だったとしても，他の領域で似たような研究が行われていたとすれば，その研究ではどのような結果が得られているかを示し，この研究を行うことの意義と方法が妥当であることを裏付けます．

研究デザインだけでなく，なぜそのような対象とするのかも説明します．たとえば，これまでの研究では対象者の背景が限定されておらず，背景による特徴が明らかにされていない．統計的に高齢患者の再入院が多い．家族のサポートが得られにくいと自己管理が困難である．以上のことから今回は独居の高齢患者を対象とする，というように示します．

 豆知識・一口メモ

論理的な背景の書き方

一般に，弁証法を用い，広い範囲→狭い特定の問題にしぼるような書き方をすると，説得力が増します．

①「……は……という点で重要な問題であり，これまで多くの研究がなされてきた」（先行研究の紹介）

②「しかし，……についての研究はほとんど行われていない」（そのテーマを取り扱うことの意義）

③「そこで本研究では，……を明らかにすることを目的として，……を行う」

というような流れです．

2 研究の背景・目的

9 研究すべき疑問は何ですか？

> **初めて研究する人の困りごと9**
>
> いよいよ研究の第一歩．でも「研究疑問」って何だ？　と思った人！
> 次のようなことはありませんか？
>
> - 「研究疑問」といわれると，なんだか難しそう
> - どんなことが「研究疑問」になるのかわからない
> - そもそも「研究疑問」って何？
>
> ここでのカギは「臨床の現場から疑問を見つけること」です．

リサーチ・クエスチョンって何だ？

　臨床現場で感じた疑問が，文献をあたったうえで研究すべき疑問となったら，それは「**研究疑問（research question）**」となります．研究疑問は研究すべき疑問であると同時に，漠然とした疑問を研究可能な形にしたものでもあります．

　「突然発症して救命救急センターに運ばれた患者さんの家族は呆然としていて，とても声がかけられない．どうしたらいいだろう？」，「がんということを宣告された患者さんの受け止め方は，人によって違うと思うのだけど，なぜかな？」，「看護雑誌でやったことのない体位変換の方法を見たけど，いい方法なのかな？」などの疑問をもったとします．これらは，臨床現場での疑問ではありますが，研究を始めるにはまだ十分に練られていません．研究疑問には，次のようなタイプがあり，それらに仕立てるのです．

- 対象となる人々たちに何が生じているのか？
- A（という事象）に関係のあるものは何か？　Aには何が関係しているのか？
- A（という事象）だからB（という事象）になるのか？　AがふえるとBもふえるのか？　AがふえるとBは減るのか？
- A（という介入）によってB（という事象）になるのか？

　仕立てるといっても，形だけそうするのではなく，先行研究ですでに明らかになっていないかどうかを確認して，まだ明らかにされていなければ，研究疑問としていくのです．

　研究疑問は，黙っていて出てくるものではないので，「研究疑問を作る」とも表現されます．まずは，**臨床現場での疑問**（clinical questionとも呼ばれます）を見つけ出し，そこから研究疑問を作っていきます．

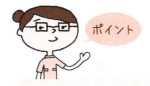

ポイント

臨床現場での疑問は以下のように見つけるとよいといわれています．
- 患者や家族が困っていることに耳を傾ける
- 自分自身が困っていることに目を向ける
- 日頃行っている看護援助が適正かどうか考える
- 先人の意見（施設の慣習，先輩の意見，文献の記載内容）が適正かどうか考える

ズバリ！お悩み解決法

次に，文献検索のところで述べたようにPICOまたはPECOで疑問を構造化し，文献を収集して，誰を対象に，どのようなことを明らかにするのかを示します．

よい研究疑問は以下の要件を含んでいるものだといわれています．頭文字をとって"FINER"といいます．

- feasible（フィージブル）： 実施可能である
- interesting（インタレスティング）： 興味深い
- novel（ノーベル）： 新奇性がある
- ethical（エシカル）： 倫理的に許容される
- relevant（レリバント）： 切実である

現場にとって研究の必要性が切実で，独創的で面白く，倫理的にも実際にも実施可能な疑問ということですね．福原[1]は上記にmeasurable（測定可能である）（メジャラブル），modifiable（要因や結果が変えられる）（モディファイアブル），structured（構造化されている）（ストラクチャード），specific（具体的である）（スペシフィック）を加えています．確かに，関連を検証するような量的研究や実験研究は測定可能でないとできませんし，介入研究や実験研究は要因や結果を変えられないと成立しませんね．

たとえば，「脳卒中の急性期にある患者に対し，背面開放座位を実施することにより，意識レベルの改善に効果があるのではないか」という研究疑問を設定したとします．対象は，脳卒中の急性期にある患者です．意識レベルの改善をアウトカムとするため，意識障害のある患者であることが条件になります．F（feasible）に関していうと，意識レベルの改善が，背面開放座位を実施する群とそうでない群を作る，あるいはその方法を取り入れる前と比較するために必要な症例数を，研究期間中にとれるのか，ということを検討しなくてはなりません．介入効果を見るためには，介入する群とそうでない群に属する患者の背景をそろえることが必要で，それには時間がかかりそうです．

Early mobilization（早期に動かすこと）はこのところ関心が高まっていますので，I（interesting）とN（novel）についていうと，興味深い点と新奇性がある点は問題がありません．また，R（relevant）についても，早期リハビリテーションにより安静による弊害を減らし，回復を促進させたいということに着目したことは切実であるという点で問題はないと思います．しかしE（ethical）に関しては，実施することの安全性を保障する必要があります．少なくとも病態に関する安全性は医師と共同することが必要で，医師の許可や協力が得られるのかという点を検討することが必要です．また，意識レベルの改善をどのように測定して評価するのかについては，検討が必要です．

上記以外でも，臨床現場での研究は勤務しながら実施するために，研究者だけでデータ収集するには限界があります．2時間ごとに体位変換を行ってその効果を評価するような研究では，看護師全員に方法を習得してもらってデータを取るなどの準備が必要で，技術の統一ができなければ得られたデータに影響が及ぶことも考えられます．そのような実施可能性も検討が必要です．あちら立てればこちらが立たぬということがないようにするのが理想です．

---

1) 福原俊一：リサーチ・クエスチョンの作り方．pp77-86，特定非営利活動法人健康医療評価研究機構，2015．

2 研究の背景・目的

10 研究をするとどんなご利益が？

初めて研究する人の困りごと10

「研究の意義」が難しい！
次のように考えていませんか？

- この研究をやって，私にどんなメリットがあるの？
- 「着地点」，「立ち位置」は？
- 研究の結果を出しても，どうせ職場は何も変わらないんでしょ

ここでのカギは「研究を行う必要性の有無」です．

メリットがあるの？

　インターネット上で「看護研究をやってどんな意味があるの？」というような書き込みを見かけます．これは，看護研究を行うことによって得られるご利益，たとえば，楽しさ，充実感，達成感，自己の成長などが得られなかったことを率直に表しているのだと思います．

　ここで取り扱うご利益は，「研究の意義」についてです．たとえば，第2子を妊娠した母親が第1子に対し，どのような思いをするのかということを明らかにする研究を計画したとします．母親の思いを明らかにすることでどのような利益があるのかを示すことが，研究の意義を述べることになります．研究者が知りたいだけでは意義があるとはいえません．母親が第2子を妊娠すると第1子は複雑な状況になるため，母親および第1子への支援が必要であるという現状があり，母親の思いを知ることで，母親および第1子に対する支援の示唆を得ることができる，ということが意義になるわけです．つまり，前提として研究を行うことの必然性があり，結果を得ることでどのようなことに貢献できるかを示すのが研究の意義です．

　研究指導の際に，「着地点はどこになりますか？」と質問させてもらうことがあります．その研究を行うことで，看護の何に貢献したいのか？という意味で使っています．たとえば，次のような会話です．

Aさん：在宅介護を必要とする患者と家族への退院支援に関して，多職種が参加したカンファレンスを行ったらどうかと思うんです．

筆者：どうかって，効果があるんじゃないかってことですか？

Aさん：そうです．

筆者：やらないより，やったほうがいいでしょうね．でも，着地点はどこになりますか？

Aさん：着地点？

筆者：多職種参加のカンファレンスによってどうなることが予測されますか？

Aさん：退院支援に対する患者さんとご家族の満足感が高まると思います．

筆者：たとえばそうなったとして，看護のどういう点に貢献できると思いますか？

Aさん：そうですね……．

また，どのような立ち位置で研究をするのか確認させてもらうこともあります．

たとえば，近年では鼻腔の細菌を気管に押し込んでしまうことや，鼻出血を生じさせる危険性があるため，鼻腔吸引は推奨されていません．そこで，鼻腔吸引の実態を明らかにしたいと考えました．その際，基本的に鼻腔吸引をやらないという立場なのか，リスクは伴うけれども鼻腔吸引は必要との立場から研究するのかということを確認させてもらいます．得られた結果の生かし方が違ってくるからです．

研究の背景には，研究の意義を記載します．介入研究の場合にときどき見かけますが，介入の意義が書かれていることがあります．研究の意義は，その研究を行って結果を得ることにより，（誰にとって）どのようなご利益があるかという観点から述べます．

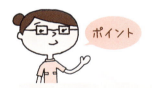
ポイント

たとえば，せん妄のリスクアセスメントシート（それに基づく介入まで入ったシート）を活用することにより，せん妄による事故が減少するかどうかを確かめる研究を計画したとします．

この場合，研究の意義を「せん妄のリスクアセスメントシートを用いることにより，看護師が共通の視点で介入することができる」と表すのはNGです．アセスメントシートの有効性が明らかになると，看護にどのように貢献できるのか，あるいは患者・家族にとってどのようなメリットがあるかを表すのです．

 ズバリ！お悩み解決法

先の例で示すと，「せん妄のリスクアセスメントシート使用の有効性が示されれば，それを用いてハイリスクの患者を抽出し，早期に対処することでせん妄による事故を減らすことに貢献できる」のように表すことができます．

せん妄のリスクアセスメントシートの使用は，きっと使わないよりは使ったほうがよく，たとえ事故件数の著明な減少が見られなくても，よほど時間と手間がかかるというデメリットがない限り使用をやめることにはつながりにくいので，研究の意義を主張しにくいですね．臨床現場では，このように結果を得ても当然といえば当然のことも，医師に看護の力を認めてもらうとか，看護部の幹部に対し看護体制の見直しを呼びかけるための証拠資料とするなどの理由から実施することがあります．

ほかには，看護師を対象とした研究は，看護管理や現任教育の示唆を得るということになりがちだという問題もあります．たとえば，救急領域において終末期ケアを経験する看護師の認識を明らかにする研究を計画したとします．看護師がどのような認識をしているか明らかになったとして，その結果を新人や異動してきた看護師の指導に活用するとか，看護師が心理的に困難を抱えているということがわかった場合には，メンタルケアを検討するというのが最も考えやすいところです．

看護管理に携わるのが研究者よりも上位の役職の人だとすると，なかなか研究結果をフィードバックするのは難しくなります．研究対象を看護師にするのは，患者・家族を対象とするよりも倫理審査のハードルは低くなるかもしれませんが，interestingかというと，そうでもなさそうです．

意義があるということは，その研究を行う必要性があるということを示します．

2 ｜ 研究の背景・目的

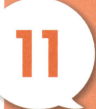

11 何を明らかにしたいのですか？

> **初めて研究する人の困りごと11**
>
> 目的とは，研究でめざすゴールのことです．
> 以下のように，ゴール設定を間違えていることはありませんか？
>
> - **研究で明らかにしたいことではなく，看護実践の目標になっている**
> - **目的ではなく方法を表現している**
> - **分析や検討自体が目的になっている**
>
> ここでのカギは「研究の一貫性」です．

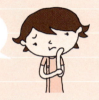

研究目的には，研究によって明らかにしようとすること，明らかになることを示します．

シンプルな表記の仕方として，
「本研究の目的は，○○○○を明らかにすることである」
「本研究は，○○○○を明らかにすることを目的とする」
と表記します．つまり，研究の過程でデータを収集し，そのデータから何が言えるかを示していくことが研究目的となります．

ステップアップとして，次のように表記することもあります．

本研究の目的は，以下のことを明らかにすることである．
1. ────
2. ────
3. ────

このように表現される研究目的では，複数の「明らかにすること」が列挙されていますが，これは研究疑問が沢山ある訳ではなく，研究における仮説が並べられていると考えていいでしょう．

つまり，研究レベル3，4のように2つ以上の概念と概念の間の関連を明らかにしようとするものや，因果関係の検証をしようとするものでは，仮説が列挙されるので，それが目的に具体的に1，2，3と列挙されていき，表現されるとこのような表現になるのです．

表1　研究目的の記述

質的研究	既存の研究が少ない	探求する	explore
		記述する	describe
	グラウンデッドセオリー	理解する	understand
		発見する	discover
		開発する	develop
		生み出す	generate
量的研究	介入効果を明らかにする実験研究	検証する	test
		判断する	determine
		評価する	evaluate
	変数間の関連検証・非実験的・量的デザイン	検討する	examine
		査定する	assess
		比較する	compare

ズバリ！お悩み解決法

　研究テーマと研究目的に用いられるキーワーズが一致していることが必要です．そこに含まれるキーワーズは，「研究領域／対象」「病期」「メインキーワード」「探索方法」などです．

　またこの研究目的は，得ようとするデータと合致し，結果へとつながります．このテーマと目的と結果とのつながりが一致するかどうかで研究成果は評価されます．

　後で「研究デザイン」でも詳しく述べますが，研究疑問が明確になると，研究デザインが特定され，おのずと目的も分別できます（p39表1参照）．そのため，まず「何を研究したいか」という自分自身の中にある疑問を明確にすることが，研究目的の表記の仕方を決定づけることにつながります．

　厳密な研究目的は，質的研究と量的研究とでは，表記の仕方が異なります．目的を表記する決まった表現方法に慣れておくとよいでしょう（表1）．

豆知識・一口メモ

臨床にフィードバックする

　研究の究極の目的の一つに臨床でのケアの質を上げていくということがあります．研究の動機が臨床から発生するように，研究結果は，臨床に還元されてこそ初めて生かされることになります．今年の研究はその直後から臨床に生かす!!これがフィードバックといえるでしょう．

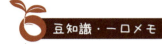 豆知識・一口メモ

研究時間の捻出

　臨床での研究は，専門職として看護師ならば必要なことだと思いますが，実際には臨床の忙しい時間を割いて行うのは大変なことです．

　実際の現場では，①勤務時間の中に研究時間を入れて，現場業務から離れる時間を保証するか，②勤務外の時間で行うか，③その中間として一部は勤務時間で認めるという体系があると推察されます．困るのは「次はあなたの番よ」と業務命令のように出しておいて，研究する暇なんてないのに「勝手にやれ」といわれることでしょう．中には業務命令を主張しすぎて，「紛争」になってもおかしくないくらいの騒動が持ち上がる場合があります．

　患者ケアの少ない日にそっとお願いして時間をいただくか，一部を保障していただくか，研究の間も年がら年中忙しいわけではないので忙しい時期に時間を割いて勤務を組んでもらうか，考えましょう．一番パワーを使うのは，計画を立てるまでの頃と，最後に分析していく時期あたりでしょう．もう一つ投稿直前もです．

　がんばりましょう！

まとめ　2. 研究の背景・目的

- なぜその研究をやりたいのですか？
- 探究したい疑問はなんですか？

❶ 研究の問いを表現する．
❷ その研究で，臨床の場に還元できることを「研究の意義」にはっきりと書く．
❸ 研究で明らかにしたいことを「目的」として明確に表現する．
❹ 研究テーマと目的が合致する．

3 研究方法

量的研究と質的研究とは何がちがうのか？

　質的研究とは，現象の性質や特徴などを数値で表せないデータを扱う研究です．これに対して数値で表されるデータを扱う研究は量的研究です．これらの両方でデータを扱う混合法と呼ばれる研究法もありますが，多くの研究は質的研究と量的研究に分類できます．

　次項に述べる研究デザインの分類でみると，探究レベルⅠは，質的研究のみでしか探究できませんが，理論的にはレベルⅡ〜Ⅳの研究デザインをとる研究はいずれも量的にも質的にも探究できます．ただ，レベルⅢ，Ⅳになると，質的に実証（仮説検証）することは困難が伴います．そのため，ほとんどの場合，レベルⅡ，Ⅲ，Ⅳは量的研究であると考えてよいでしょう．

　しかし，レベルⅠの質的研究は，研究デザインの分類では「何が生じているか」を研究疑問と置いておきましたが，実際にはさまざまな質の研究デザインとしての「問い」で分類されています．これについては4章を熟読してください．

■データの分類

　データの分類をします．データ収集の方法には，主に，測定，観察，質問紙，面接がありますが，量的研究では，測定，観察，質問紙が多く用いられ，質的研究では，面接，観察が多く用いられます．同じように観察を行う場面でも，量的研究では，チェック表や正の字で数えるような観察シートを作成して，データを数量化できるようにしますが，質的研究では，参与観察や映像などを用いて「記述」するようなデータを使用するものになり，データのとり方に違いがあります．

　ここからは，研究デザインについて解説した後，量的研究と質的研究を分けてデータ収集について説明していきます．

データの分類

質的データ	・口頭データ	対象者の語り
	・視覚データ	観察によって得られるデータ 写真，映像によるデータ
	・記述データ	文章化された資料 質問紙の自由記述 その他すべての文字データ
量的データ	・数値で表されたデータ	測定ツールによって測定された数値 質的データを数値化した量的変数

3 | 研究方法　　　研究デザイン

12 この（その）研究デザインはどれ？

初めて研究する人の困りごと12

研究デザインは，結果の論述ともっとも密接に関連しますので，知らないままに研究を進めると，結果が不明瞭で伝わりにくいものとなってしまいます．

次のようなことはありませんか？

- 自分の研究がどのデザインに該当するのかわからない
- デザインの表現方法がわからない
- いろいろな研究デザインがあって混乱する

ここでのカギは「研究デザインの明確化」です．

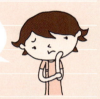

「研究デザイン」として項立てしていない論文をしばしばみかけます．自分がどのようなデザインの研究を行うのか，理解したうえで研究を実施すると計画が立てやすくなります．

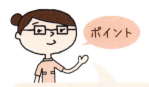

ポイント

論文を読むと，研究デザインの表し方にもさまざまな種類があることに気づきます．代表的なものは表1, 2のとおりD. DiersとN. Burnsらによるものがあります．

ズバリ！お悩み解決法

研究疑問を書き出し，D.Diers[1]の分類のどれにあたるか考えてみると，研究デザインがわかります．

D. Diersによる分類は，研究疑問の種類により，研究レベルを設定しているものです．詳しく見てみましょう．

■ 探求レベル1：何が生じているのか

取り扱う事象についてこれまで研究がなされておらず，何が生じているのかわかっていない場合に行います．質問紙調査をしようにも，項目にするための概念が出せないような場合です．因子（構成要素）や過程（段階）を明らかにする**因子探索的研究**です．何が起きているかを明らかにするには，面接・観察・質問紙のいずれの方法を用いる場合でも，構造的で

表1　D. Diersによる研究デザインの分類

探求レベル	研究疑問	計画	
1	何が生じているのか	因子を探索する	探索的
		状況を記述する	記述的
2	何と何が関係しているのか	関係を探求する	探索的
3	AとBは関連しているのか	関連を検証する	相関的
4	AによりBが生じるのか	因果仮説を検証する	実験的
			説明的
			予測的

表2　N. Burnsらによる研究デザインの分類

量的研究	記述的研究	
	相関研究	
	準実験研究	
	実験研究	
質的研究	現象学的研究	
	グラウンデッドセオリー研究	
	記述民俗学的研究	
	歴史研究	
	哲学的追求	基礎的探求
		哲学的探求
		倫理的分析
	批判的社会理論の研究法	

ないデータを収集します．構造的でないというのは，決まった質問項目と回答の選択肢，観察項目を設定せずに，調査を行うものです．得られたデータは，対象者の言動，記述された文書など質的データとなり，質的研究となります．

また，質的研究で要因が明らかになっている，成書や学会誌の総説，商業誌の解説，みずからの経験などにおいて，事象に何が生じているかある程度わかっている場合は，それをもとに，質問項目や観察項目を設定して，実際どうなのかを調査する研究を行います．回答の「はい」を2，「いいえ」を1などの数字に置き換えたり，選択肢「大変そう思う」「かなりそう思う」「あまりそう思わない」「まったくそう思わない」をそれぞれ4，3，2，1に順序づけするなど，数値化できるので，量的データとなります．

加えて，まだわかっていない部分を自由に答えてもらったり，観察項目にないことを書き留めたりします．この部分は質的データになります．または，自由記載や観察内容を分類して，回答の種類を数字に置き換えると，量的データにすることもできます．いわゆる実態調査がこのデザインにあたり，**記述的研究**といいます．

■ 探求レベル2：何と何が関係しているのか

事象に生じていること，事象を説明する因子の何と何が関係しているのかを明らかにする研究です．調査には構造化された質問項目・観察項目を用い，量的データを収集します．性別，年齢，経験，認識，調査項目などとの関係を見ることが多く，クロス集計をすることによって差を示します．χ^2検定のほか，差の検定を用いることも多く，群間に有意差が認められると，それが回答に影響を及ぼす要因と解釈することができます．レベル2の研究はレベル1の記述的研究と同時に行うこともあります．

■ 探求レベル3：AとBは関連しているのか

事象に生じていること，事象を説明する因子の関係について予測がついていて，Aが増えればBも増える，あるいはAが増えるとBが減るというような相関関係があるかどうかを調査する研究です．**相関研究**ともいいます．

「看護師経験年数が長いほど○○のケアに関する

専門性が高くなる（高い専門性を有している人ほど経験年数が長い）」というようなA⇔Bの関係について推測を行い，それを検証します．

調査には構造化された質問項目・観察項目を使います．それらは妥当性や信頼性のある調査票であることが必要です．自作の調査票の場合は，第一段階としてその妥当性や信頼性を証明し，続いて相関分析や回帰分析を行うことで推測の適切さを証明します．

■ 探求レベル4：AによりBが生じるのか

Aを実施するとBになる，という因果関係を証明する研究です．Aを実施するためにそれ以外の要因をコントロールして，Aを実施する群（実験群）と実施しない群（対照群）を設けて行う研究を実験研究といいます．臨床では対照群を設定できないこともあります．その場合，同じ対象者の状態や反応を，Aを実施する前後で比較します．それを**準実験研究**といいます．要因をコントロールできない看護介入の効果を明らかにする研究は，**介入研究**となります．

N.Burnsら[2)]は研究デザインを量的研究，質的研究の2つに分類しています．

■ 量的研究

量的研究は，一般に次のような特徴を持ちます．
・数量的なデータを用いる
・実態を把握する，または統計的分析方法をもとに仮説を検証する
・集団としての特性（類似性や差異性）を明らかにすることができる
・微細な現象を網羅してとらえることは難しい

N.Burnsらは量的研究を「変数を記述し，関連を検討し，因果関係を調べるための理論の整った客観的で系統だった研究プロセス」と定義しています．D.Diersの分類でいうと，探求レベル1の因子を探索する研究を除くすべての研究になります．変数を記述するというのが，D.Diersの分類の記述的研究，関連を検討するというのが探求レベル3の関連検証研究，因果関係を調べるというのが，探求レベル4の因果仮説検証研究に相当します．D.Diersの分類の探求レベル2（関係探索研究）は，N.Burnsらの分類では記述的研究に含まれます．また，N.Burnsらの分類では，予測して確かめる（回帰分析を用いて独立変数から従属変数の値を予測，説明する），モデルを検証する（パス解析を用いて変数の因果関係や相互関係のモデルの適合度をみる）研究デザインは相関研究に含まれています．

■ 質的研究

質的研究は，一般に次のような特徴を持ちます．
・現象のありようを記述する
・言語的表現を使用してデータの収集，分析，結果の提示（記述）を行う
・仮説の生成につながる
・事例の生のありようをできるだけ損なわないで記述することができる
・事例の特殊事情や見かけをとらえた記述になってしまう可能性がある

N.Burnsらは質的研究を，「生の経験（人生経験）を記述し，それらに意味を付与するために用いられる論理的に厳密で，相互作用的で，ホリスティックで主観的な研究アプローチ」と定義しています．D.Diersの分類の探求レベル1の探索的研究にあたります．

疫学研究や臨床研究では，**観察研究**（observational study）と**介入研究**（intervention study）に分類されており[3)]，図1のようなデザインが示されています．観察研究は個人や集団の健康状態や診療録からデータを得て，健康に関する事象の頻度や分布，それらに影響を与える要因を明らかにする研究です．介入研究は，研究者が対象集団を2つ以上のグループに分け，それぞれ異なる治療法やケア，予防法などを実施して，その効果や影響を評価する研究です．

観察研究と介入研究のデザインには，以下のよう

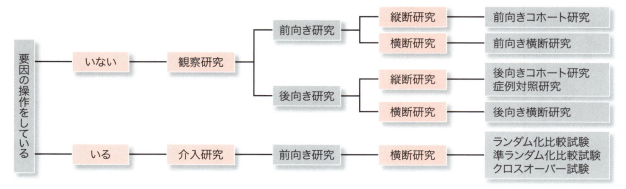

図1 疫学・臨床研究における研究デザイン

な小分類があります．

①時間の方向による分類

前向き研究（prospective study）と後ろ向き研究（retrospective study）とがあります．前向き研究は，研究計画を立案してから生じる事象を未来に向かって調査するもので，後ろ向き研究は過去に生じた事象を調査するものです．

②調査回数による分類

横断研究（cross-sectional study）と縦断研究（longitudinal study）とがあります．横断研究は対象者に対し1回だけ調査を行うもので，縦断研究は異なる時点で2回以上繰り返し調査を行うものです．

③対象の割り付けによる分類

介入研究で，2つ以上のグループに分ける際，対象をどのように割り付けるかについて，**無作為割付**（ランダム化）と**非無作為割付**（非ランダム化または準ランダム化）の2つの分類があります．

無作為割付は，研究対象者を，乱数表などを用いて無作為に，要因の適用（または除去）を行う群（介入群）と行わない群（対照群）の2群に分ける方法です．非無作為割付は，コイン投げ，くじ引き，曜日，誕生日，カルテ番号，交互にするなどの方法で割付を行う方法です．それらによる研究を「**ランダム化比較研究**」「**準ランダム化比較研究**」と呼びます．これらは医学中央雑誌の研究デザインタグとして設定され，近年の論文に付与されています．

---

1) Diers D 著／小島通代，岡部聰子，金井和子訳：看護研究　ケアの場で行うための方法論．pp90-92, 日本看護協会出版会, 1996.
2) Grove SK, Burns N 著／黒田裕子・中木高夫・逸見功監訳：バーンズ＆グローブ看護研究入門　原著第7版．pp175-265, エルゼビア・ジャパン, 2015.
3) 藤林和俊：統計と臨床疫学．pp24-34, 学研, 2013.

13 概念枠組み，理論的枠組み，仮説はありますか？

3 | 研究方法　　　研究デザイン

初めて研究する人の困りごと13

研究デザインによって，研究計画に必要とされる項目は異なります．
次のようなことはありませんか？

- 概念的枠組み，理論的枠組み，仮説って何？
- なぜ，概念的枠組みが必要なの？
- 概念的枠組み，理論的枠組み，仮説って，必ず示さなくてはいけないものなの？

ここでのカギは「研究で取り扱う現象（概念，変数）を図式化してみること」です．

概念？　仮説？

　研究を行う際には，そこで取り扱う課題がどのような性質のものか，あるいは取り扱う事象がどのように成り立つのかを，研究の枠組みとして明示する必要があります．それは研究の実施を適切に導いてくれる役割をもっています．また，研究結果を解釈する際にも有用です．何をどのような観点から考察すればよいかを明確にしてくれるからです．

　しかし，すべての研究で枠組みを示せるわけではありません．研究対象となる人々に何が起こっているのかが明らかにされていない場合は，概念そのものを探し出す研究になります．研究に用いる枠組みは，先行研究ですでに明らかにされた概念を用いて，あるいはすでに明らかにされた関係性を用いて示します．

　概念枠組みとは，概念と概念の関係性を示す図式のことで，既存の理論の一部の概念の関係を用いる場合もあれば，理論とは関係なく先行研究の結果から概念と概念の関係を組み立てることもあります．ちなみに概念とは現象を抽象化したもので，さらに具体化し，観察（測定）されるものが変数です．

　理論的枠組みとは，理論に基づく研究を行う場合の枠組みのことです．研究には，ストレス・コーピング理論，危機理論，病みの軌跡モデルなどの中範囲理論や看護理論が用いられることがあります．その際，各理論の中で用いられている概念と概念の関係性を研究の枠組みとして使うということです．

　因果仮説検証研究は，仮説を立ててそれを検証します．仮説とは，ある現象を合理的に説明するため，仮に立てる説のことです．この説は，単に自分の思い込みではなく，看護に関連する事象の観察や事例，先行研究の結果などに基づくものでなくてはなりません．**仮説の検証**は，統計的仮説，すなわち帰無仮説（「実験群と対照群の状態や反応は同じである」という仮説）を立てて，帰無仮説を棄却することに

より差があることを証明することで行います．

その際，①差がないのに差があると判定してしまう，②差があるのに差がないと判定してしまう，という2つの判定の誤りが生じ得ます．①をできるだけ少なくするために，間違いの起きる危険率（有意水準）を5％または1％と決めて計算します．検定統計量が5％未満であれば，帰無仮説を棄却することになります．

研究の枠組みを明確にしたり，仮説を立てることにより，収集すべきデータが明確になり，分析の手法が決まるのです．そして，結果を得れば，なぜそのようになったのかを検討することができ，次にすべきことがみえてきます．

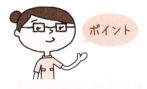

ポイント

質的研究は，何が生じているのかを明らかにする研究なので，概念枠組み，論理的枠組み，仮説はありません．実態調査や関係探索研究もそれらは必要ではありません．

関連検証型の研究では，変数AやBの存在はわかっていて，その関連を予測して確かめる研究デザインなので，予測の根拠として概念枠組みや理論的枠組みが必要となります．

 ズバリ！ お悩み解決法

研究課題としたことに関して考えたことを，先行研究の結果をふまえ，図にしてみましょう．

■ 概念的枠組みの例

先行研究でがん患者や糖尿病患者のセルフケア能力に関連する要因が明らかにされているのを把握し，脳卒中患者の場合はどうなのかと疑問を持ったとします．先行研究で明らかになった概念と関係性を基に，脳卒中の特徴をふまえ，図2のような枠組みを考えました（架空のものです）．

■ 理論的枠組みの例

理論は，それを用いることで状況をコントロールできる可能性があるので，介入研究に用いることが多いのではないかと思います．たとえば，脳卒中患者の家族の適応を促すために，McCubbin & McCubbinの二重ABCXモデルを使い，対処能力を高めるために問題解決ができるように援助（介入）して，結果，適応状態がどうなるかを調査するというような場合です．あるいは，モデルの概念の部分を測定して，疾患や障害による特徴を明らかにする，という場合にも用いることができます（図3）．

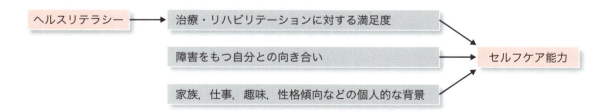

図2　概念枠組みの例

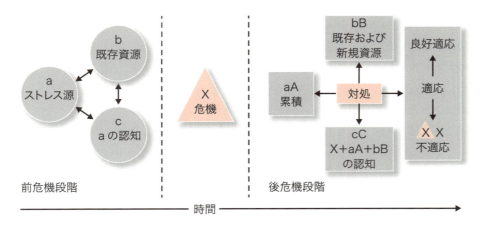

図3　理論的枠組みの例：二重ABCXモデル

 豆知識・一口メモ

研究指導者を見つける方法

　著者は研究指導者としての経験をずっと続けています．臨床から依頼される場合は，機縁募集（直接知り合いから頼まれるか）と組織的に依頼が来る場合があります．前者に当てがないのであれば，ぜひ組織としてトップを通して依頼をするのがよいでしょう．ただしこの場合は，先生の研究指導へのキャリアや姿勢によってあたり外れ（相性や専門性という点で）があるかもしれませんので，事前に情報を取っておくか，ＨＰの情報からお人柄や専門を調べておくことがスタッフの指導の受けやすさにつながるかもしれません．

基礎知識 ④

「構造的」と「非構造的」

　構造的にデータを収集するとは，あらかじめ準備した質問項目または観察項目を用いてデータを収集する方法です．面接法の場合は，質問項目の順番をまったく変えずに話を聞きます．

　観察法の場合は，チェックリストを用意し，それらの項目を評価します．質問紙法の場合は，「はい」「いいえ」や複数の選択肢の中から回答を選択してもらうなどの方法で回答を得ます．構造的にデータを収集するとなると，前提として，質問項目または観察項目の具体的な内容となる事象について，どのようなことが生じるかわかっていることが必要であり，項目に対する反応（評価）の基準も明確にされていなければなりません．これらが，備わっていることにより，データを客観的に得ることができ，個々の比較をすることが可能になります．

　一方，非構造的にデータを収集するとは，大まかなテーマのみを想定し具体的な質問項目は準備しない方法でデータを収集することです．何かに絞って質問するわけではないので，多面的・多層的・全体的なデータを集めることができます．逆に言うと，明確な質問項目や観察項目が設定できるほどに，事象のことがわかっていない場合に用います．

3 研究方法

研究対象

14 誰（何）を対象にしますか？

初めて研究する人の困りごと14

研究対象は，広げようと思えばどこまでも広がりますし，逆に絞り込むこともできます．
初めて研究をする人は，あまり対象を広げすぎない方がよいでしょう．

- 研究対象って「人」だけですか？
- 自分の病棟の看護師だけを対象としてよいのでしょうか？
- どこまで範囲を広げたらいいの？

ここでのカギは「研究目的を果たすために誰（何）を対象にすればよいか考える」ことです．

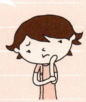

範囲はどこまで？

研究対象とは，何をデータとするかを決めたうえで，そのデータを収集したい相手や資料を指します．

研究対象は，患者・家族，保健医療福祉に従事する者，看護学生，診療記録，文献など，さまざまだと思います．

総説・解説や文献研究，歴史的資料の分析等を行う場合，データ源（集めるデータ）は，「文献」「資料」になります．文献や資料の分析は人を対象に研究データを収集する前に，文献検討として行う場合があります．明らかにしたい研究目的が資料の分析や記述である場合は，これが1つの研究論文となります．

人を対象とする研究の場合，その「人」を誰にするかを考えます．臨床で研究をしようとすると，それを特別こだわることなく，「看護師を対象」に面接をするとか，「患者さん」にアンケートを配るとかを考えがちですが，データの取り方や内容次第では，研究はもっと生き生きとしたデータとして収集できるのです．

■ さまざまな臨床研究での対象

- ケア提供者：看護師，医師，保健師，その他職種
- ケアの受け手：患者，患者の家族，施設利用者，入所者
- 地域：住民，地域の人
- 教育機関：学生，教師
- 実験研究の被験者
- 施設や機関の管理者：看護管理者，医療機関や施設の管理者

ズバリ！お悩み解決法

■ **対象数**

　研究デザインによって，**研究対象の数**は違ってきます．データ分析には必要数が確保されていないと信憑性が担保されません．質的研究では，研究方法によっておおよその必要数が示されます．量的研究では，必要数の算定方法があります（P49参照）．

　臨床現場で行う研究は，ラダーの一部になっていて，立場上実施を求められているような場合は特に，研究対象が自部署の看護師やその人たちの記録に限られていることがあります．所属施設の倫理審査でも，患者・家族を対象にするより看護師や記録物にしたほうが許可されやすいということも影響していると思います．しかし，所属部署に対象を置いてしまうと，対象者の数が少なくなってしまいがちで，研究成果を一般化することが難しくなります．実態調査であれば，限られた範囲の人を対象とすることもありますが，推測統計を用いるような研究（関連検証研究や因果仮説検証研究）の場合は，母集団を反映するような標本にすることが必要です．

　たとえば，がん終末期にある患者にかかわる看護師を対象とする研究を実施する場合，がんの種類を問わなければ，他の病棟の看護師をも対象にすることができます．もし，研究対象を終末期肺がん患者にかかわる看護師とするなら，他施設の看護師を対象にすることも視野に入れます．他施設といっても，研究目的が「国内の」という場合と「関東圏の」あるいは「県内の」「〇〇地区の」という場合では範囲が異なるので，目的に合わせた対象者とします．

　つまり，自分の病棟だけでなく，類似している病棟を含めて対象にすることで対象数がさらに確保でき，条件の似た病棟を加えると，対照群として設定できることがあります．このような検討をすることは，データの統計的なパワー（検出力）を上げていくことになります．

　病棟で，ある患者を対象にして研究する場合も，年間の患者入院数，季節による入院傾向等の変動要素を調べておくことで，データ収集のタイミングを計ることにつながるでしょう．

■ **研究対象の選択基準，除外基準**

　このほか，対象者の**選択基準**や**除外基準**も設定します．たとえば，自記式の質問紙調査を行う場合，「〇〇疾患で，入院中に△△の治療を受けたもの」「〇〇疾患で，退院後在宅療養を予定している高齢者」などが選択基準で，「文字を読むこと，理解することが困難な患者」「自分で調査票に記載できない患者」などが除外基準です．

　対象にしたものの数や範囲も記載します．人の場合は何名を対象としたのかです．無記名の質問紙法の場合は調査票を配布した対象者の数，記名式の質問紙法や観察法，面接法の場合は承諾が得られた人の数を記載します．また，文献などの書類の場合は件数を記載します．

基礎知識 ⑤

質的研究の対象，量的研究の対象

　質的研究は，個人や個人の経験，ある集団の人や，集団の人々の経験を，状況や現象に即して記述しようとするものですから，テーマを決めるときには，その対象はほぼ決まっているといえます．質的研究の場合には，対象（研究参加者）を誰にするか悩むことは，それほど多くないでしょう．悩むのは，どうやってその経験を書きあげるところまで，やりとりできるかという方法や分析でしょう．

　量的研究の場合には，対象に「選定」が必要になります．選定するためには，母集団は何かを明らかにしておかなければなりません．「ある地区」なのか「ある集団」なのか，そしてそれが母集団そのものなのか，もっと大きな地区や集団の一部の標本にすぎないのかです．

3 研究方法　　　　　　　　　　　　　　　　　　　　　　　　　　　研究対象

15 標本の抽出方法と標本数は適切ですか？（量的研究）

初めて研究する人の困りごと15

標本（サンプル）の抽出（サンプリング）方法にもいくつかのパターンがあります．研究内容に適した標本抽出ができていますか？次のようなことはありませんか？

- **無作為抽出しなくてはならない調査法なのに，それができていない**
- **仲間内で研究をしてしまって，データにバイアスがかかっている可能性がある**
- **標本をいくつ集めればよいのかわからない**

ここでのカギは「研究に適した標本を必要数抽出すること」です．

サンプル＝試供品？

　標本のことをsample（サンプル）といいます．したがって，標本抽出はsampling（サンプリング）とも呼ばれます．量的研究における標本抽出には，大きく分けて，①有意抽出法と，②無作為抽出法の2つがあります．

ズバリ！お悩み解決法

■ 有意抽出法

　有意抽出法は，調査対象を知識や経験に基づいて選定するもので，実態調査に用いることはかまいませんが，この方法で得たデータを使って推測統計することはできません．有意抽出法の中には，典型法と割り当て法があります．典型法は，主観的判断で該当する対象を選んだり，呼びかけに応じた人を対象とするものです．一方，割り当て法は，調査項目と関連のある属性により母集団を分けるものです．たとえば，あらかじめ性別・年代別に対象を割り当てて，サンプルの代表性を保とうとする方法です．

■ 無作為抽出法

　無作為抽出法は，より客観的な基準で母集団に近い標本を抽出する方法です．推測統計を行う場合には，無作為抽出法で対象者を抽出する必要があります．無作為抽出法には，単純無作為抽出法，系統抽出法，多段階抽出法，層別抽出法などがあります．

　単純無作為抽出法は，母集団のリストから必要数を，偶然確率によって選ぶ方法で，一般に乱数表を使用します．

　系統抽出法は，初めの標本だけを無作為抽出法で決め，その後は等間隔で抽出する方法です．ランダムにリストを作成し，「○番目の人」を選んでいき

ます．○は奇数が好ましいといわれています．

多段階抽出法は，母集団を整理しておき，集団単位で標本を選ぶ方法です．整理した集団は等質であることが前提となります．

層別抽出法は，母集団を属性（要素）により集団に分け，母集団の構成比率と同じ割合になるようにランダムに標本を選ぶ方法です．

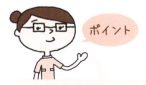

臨床現場では，ランダムに選べるような数を確保できず，自部署の看護師の全数調査などが実施されることが多いと思います．逆に考えると，推測統計を行うような研究デザインの場合は，あきらかに自部署の看護師を対象とするだけでは成り立たないことがわかります．

また，どのような手続きで研究の依頼をするのかも検討する必要があります．たとえば，「選択基準に該当する施設責任者に研究の依頼を行い，許可の得られた施設に研究協力のお知らせを配布してもらい，協力してもよいという人から研究者に連絡をしてもらう」というようなことです．

標本数のことをsample size（サンプルサイズ）といいます．

母集団を全数調査しなければ，調査結果には誤差が生じます．標本数が25件だと誤差が±20％になり，100件の場合は±10％，400件だと±5％といわれています．上下5％の誤差範囲で調査するには，母集団の数によって必要な標本数が変わってきます（表3）．

また，必要な標本数は，許容誤差と信頼指数から求めます．**許容誤差**とは，得られた結果が母集団の実態からどの程度ずれている可能性があるかを表す

表3　母集団の数と必要な標本数

母集団の数	必要な標本数
100	80
1,000	278
10,000	370
100,000	383
1,000,000	384

指標です．調査を行った結果「不安がある」と答えた人が80％だったとすると，許容誤差が5％なら母集団の実態は75〜85％と考えられるということです．また，**信頼指数**は抽出した標本の1つが，どのくらいの確率で許容誤差内の結果となるかを表す指標です．信頼指数が95％であると，回答者の95％が許容誤差内の結果であるということになります．一般に，許容誤差は1〜10％，信頼指数は90〜99％の範囲で設定します．

さすがに，400人の調査など院内の研究では難しいと思います．

因果仮説検証研究で群間差をみるためにノンパラメトリック検定を用いる場合，有意水準5％未満で有意差を得られるようにするには，各群6件以上が必要とされています．

基礎知識⑥

標本数（Sample size）の出しかた

必要な標本数は次の式で求められます．回答比率とは回答率または回収率で，郵送調査の回収率の相場は40％程度です．

(n：標本数，p：回答比率，d：標本誤差，λ：信頼水準によって定まる数）

$$n = \lambda^2 \times \frac{p(1-p)}{d^2}$$

回収比率を50％，標本誤差を5％，信頼水準を95％とすると$\lambda=1.96$となるので，必要な標本数は，384人となります．

$$n = 1.96^2 \times \frac{0.5(1-0.5)}{0.05^2}$$

3 研究方法　　　研究対象

Q16 標本の抽出方法は適切ですか？（質的研究）

初めて研究する人の困りごと16

質的研究の場合，研究に参加してもらう人はどのように選んだらよいのでしょうか？

- 研究課題に最も適した研究対象がどこにいるかわからない
- フィールドの選定は，恣意的に行ってよいの？
- 研究デザインや探求課題によって選び方は違うの？

ここでのカギは「適切なフィールドの選定」です．

データはどうやって集める？

質的研究では，標本や抽出という言葉は用いません．質的研究にはいくつかの種類がありそれぞれ違いがありますので，ここでは「個を大切にして記述する」タイプの研究について記載します．

研究のデータは，多くは研究に参与してくれる人（研究参加者）と研究者との間で交わされる「言葉」を中心としたやり取りの中で産生されます．そのような立場をとる質的研究では，標本（サンプル）ではなく「**研究参加者**」という言い方をします．「研究者」と対峙する「対象」ではないのです．

データが**現象**として**場（フィールド）**にあり，それを記述し，研究者が描いていくのが質的な研究のプロセスです．そのために，「データ第一主義（データの第一義性）」「濃密な記述」ということが重要になります（Holloway, 2010）[1]．そのため，研究に参与してくれる人と，研究者との間の研究上の人間関係が，影響していくことになります．

ズバリ！お悩み解決法

では，研究参加者はどのように決めていくのでしょうか．

通常は，誰の，どのような人の体験を，理解し解釈しようとするのかという探究課題や，対象となる現象が先に決まって，そのうえで，どのタイプの質的研究の手法をとるのかという方法の吟味に進みます．ですから，研究対象となる人はおのずから，研究課題の明確化とともにあります．

■ 研究の対象として選定する人々

質的研究では，テーマが決まると同時に，あるいは，少しあとには誰を対象とするか，誰に参加してもらうかが決まってくることがほとんどです．なぜならば，対象（参加者）は，そのテーマについて語れる人，そのテーマに関する事象の中に参与する人，

表4 おもな質的研究方法のデータ収集と分析の特徴

研究方法	焦点	データ収集	データ分析
エスノグラフィー	ある集団の文化について価値や概念の解釈を記述する	インタビュー，参加観察，既存の書類（6カ月から1年あるいはそれ以上）	コード化，パターン分類
現象学・解釈学	現象や体験の意味について記述する	インタビュー（10人くらいまでの人々を対象，長いインタビュー）	意味のテーマの発見
グラウンデッド・セオリー	データに基づく理論の開発，理論開発を導く概念を生成する	インタビュー，参加観察（理論的飽和をめざし20人から30人の個人にインタビュー）	継続比較分析によるコード化，カテゴリー化
内容分析	コミュニケーション内容を客観的，体系的，数量的に記述する	インタビュー，質問紙	カテゴリー分類，記録単位数の算出
KJ法	アイディアを作り出す	インタビュー，参加観察	その場の記録→まとめの記録→単位化，グループ編成，図解，叙述化
ライフストーリー	人の生涯に視点を置き経験世界を描き出す	インタビュー	人の人生の出来事と経験の詳細な記述
事例研究	1事例または複数の事例を深く分析する	インタビュー，参加観察，既存の書類の検討	パターンマッチング，時系列分析，看護理論との適合

(Polit DF & Beck CT (2003)，Creswell JW (2013)，南 (2017) を参考に作成)[2-4]

そのものだからです．テーマが研究疑問としての「何か」におかれますので，研究がスタートするときには，対象（参加者）も決まってくることになります．

質的研究方法では，質的記述的方法にあたるような，対象1人1人の経験や世界はちがうのだということを前提にしてできるだけ丹念に「記述」することを目的とするものと，質的帰納的方法にあたるような，「とはいえ，共通の経験や事象があるのだ」と考えるものとに大きくは分けられます．

記述を目的とするものは，対象（研究参加者と表現しますが）は，1名〜数名，帰納的に共通項を見出すものでは5名〜20名くらいを想定していく傾向があります．前者は，現象学的アプローチ，エスノグラフィー，事例研究，ライフストーリー研究などが該当し，後者はグラウンデッド・セオリー・アプローチ，KJ法，内容分析のような研究が該当します（表4参照）．しかし，現象学的アプローチやエスノグラフィーを用いる場合も多くの参加者が得られると構造化されるものもあるので，はっきりと区分はされません．

重要になるのは，その人がどこのフィールドにいるのか，どのフィールドなら，最も知りたい現象を語ってくれる協力者が得られるかという「場（フィールド）」の選定になります．量的研究では研究するテーマに対して母集団を集め，研究対象の選定は「無作為」に行われますが，質的研究では母集団とか無作為という考え方はせずに恣意的・作為的に行われます．なぜならば，研究疑問がある特定の場，ある体験をしている人，ある特定の状況や現象が研究の焦点があることから出発しているからです．そのためフィールドの選定が，データの中身，研究の質を決定づけるため，適切な選定がカギになります（表5）．

■ 研究対象によるデータの適切性や違い

①看護師を対象とする研究

ケアの実態を知りたいとしましょう．実態は看護師自身から面接法や質問紙法を用いてデータ収集することができますが，実際に行っている看護の様子は，観察法によっても知ることができます．研究者

表5 標本抽出の方法

質的研究では，一般的には非確率的標本抽出が用いられる．

極端なケース選定　extreme（deviant）case sampling	ある現象の一側面を分析するために極端なケースを対象とする
強調した標本抽出　intensity sampling	極端な事例と似ているが極端さを強調しないケース選定
典型例の標本抽出　typical case sampling	典型例を対象とする
均質標本抽出　hamogeneous sampling	ある特定の変数と同質な下位集団を対象とする
重要なケースの選択　critical case sampling	関心のある現象について最も重要なケースを選択
日和見的対象選択	研究を進める中で対象を決定していく
最大の変動幅を有する標本抽出/異質標本抽出/割り当て式または非代表的「層化」標本抽出　maximum variation sampling（Trost,1986）	研究の問いの多様な側面をよく代表する人々を有為に選ぶ
雪だるま式標本抽出　snowbowl sampling	口コミや人づてに対象となる人を探しあてる
便宜的標本抽出（芋づる式標本抽出）	できるだけコストをかけず，手早く目的とする対象を知り合いから探し当て，紹介をしてもらいながら進める
理論的標本抽出　theory-based sampling	ある概念や特定の状況の見本となるような対象が含まれるように標本を抽出する（グラウンデッド・セオリー）

が看護師であり，対象者もスタッフ同士である看護師とする場合，いくつかの問題をクリアしなければなりません．

面接法の場合，研究者に話せない内容や話しにくい内容があり，研究者と対象スタッフとの間の人間関係や職場の立場が影響することがあります．研究メンバーに主任や副看護師長・看護師長が含まれ，インタビュー内容に管理者に知られたくないことが含まれていれば十分に話すことができません．

質問紙法の場合も同様で，自由記載が多い質問紙では，身近な仲間同士ですので，筆跡で十分に対象を特定されてしまうことがあります．

参加観察法を使う場合，観察者が観察されている業務に影響することがあります．どのように観察内容に影響してしまうかを検討したうえで実施する必要があります．

もう１つ重要な点は，面接法や質問紙法で知ることができる実態とは，あくまでも看護師自身の「認識」の範囲内であることです．それが本当に実態を表すことができるような質問の仕方や尋ね方を考えなければなりません．

②患者（ケアの受け手）を対象とする場合

患者を対象とする場合は，ケアの受け手である立場から，対象の体験している病や，痛み，苦悩，悲しみなど，対象が日頃口にしない事実を知ることができます．本音で語ってもらえる配慮を十分に設定していくことがデータの質に影響していくでしょう．質問紙であれば，書くという行為ができる身体や認知の状態にあるのか，危害を少なくてすむような配慮がないと，データを十分にとることができなくなることもあります．

■ 研究対象者・場・研究デザインの決定にかかわる事項

質的研究では，データ収集と分析が比較的長期間にわたって同時に進められることがよくあります．そのため次のような手順でデータ収集計画を立てていきます．

①最初に決めること，判断していくこと
・特定のデザインの決定につながる大まかな枠組みまたは焦点の明確化

自分が行おうとする研究は，現象学なのか，KJ

法なのか，内容分析なのか……
- 共同研究者となりうる人および研究計画を検討する人の選定
- 大まかなデータ収集方略の開発と信頼性を高める機会の特定
  たとえば，面接をどうするか，混合研究法（**トライアンギュレーション**）とするか
- 研究を行う場所の選択と環境の状況の確認

② **次に決めること，判断していくこと**
- 重要な情報へのアクセスを許可できるゲートキーパーの特定
- 誰に交渉するか，依頼先は誰か
- 選択した場所についての文書資料，写真などの収集（例：地図，組織図，資源となる名簿）
- 一定のコストとその他の制約の中で，研究にあてられる最大限の時間の決定

③ **最後に決めること，判断していくこと**
- フィールドでのデータ収集や分析に役立つ道具のタイプの特定（例：録音，録画機器，コンピュータ）
- プロジェクトを遂行するために必要な補助者の数とタイプの決定
- 誰と共同するか，専門家が必要か，データの中身にコメントをもらえる人々の参与
- 採用した補助者の訓練と自己訓練
- データ収集の過程で生じる倫理的問題にかかわる適切なインフォームドコンセントの手続きの特定
- あらかじめ予測できるリスクとデータの収集過程で生じるバイアスの排除，偶発的な事態への対処と体制
- データと探究全体の信頼性を査定する計画の策定

トライアンギュレーション triangulation：三角法という呼び方もされる．1つの研究法に限定せずに，いくつかの研究法を合わせて用いる．例えば質的データで集めた分析結果を，さらに量的データで分析を加えるようなもの，量的データと質的データを同時に収集して分析するものなどがある．

1) Holloway I, Wheeler S: Qualitative Research in Nursing and Health Care. 4th ed., Wiley-Blackwell, 2016.
2) Polit DF, Beck CT: Nursing Research: Principles and Methods. Lippincott Williams and Wilkins; 7th Revised edition, 2003.
3) Creswell JW : Research Design: Qualitative, Quantitative, and Mixed Methods Approaches, Fourth ed. SAGE Publications, 2013.
4) 南 裕子・野嶋 佐由美 編：看護における研究．第2版，日本看護協会出版会，2017．

17 この（その）調査方法であっていますか？

3 | 研究方法　　　　　　　　　　　　　　　　調査方法

> **初めて研究する人の困りごと17**
>
> 調査法には面接法，観察法，質問紙法などがあります．
> どの調査法を選ぶかによって必要な作業内容は変わってきます．
> 次のようなことはありませんか？
>
> - 「調査方法」「調査内容」「調査票作成の手続き」の区別がわからない
> - 質問紙に，聞きたいことだけが羅列してある
> - すでにあるツールを利用したいが，そのツールが自分の研究に適応できるかわからない
>
> ここでのカギは「研究目的に適した調査法を用いること」です．

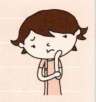

どの調査法を選ぶ？

さすがに最近はあまり遭遇しなくなりましたが，以前は「アンケートをとりたいんですけど，どうしたらいいですか？」と相談されることがありました．「○○が△△であることがわかっているので，今回◇◇を行うことが必要」ということを明確化する前に，アンケート調査をすると決めているというようなことはないでしょうか？

調査方法には，面接法，観察法，質問紙法，文献や記録物の分析などがあります（表6）．ここでは生理学的測定データについての説明は省略します．調査方法は，研究目的に応じていることが必要です．たとえば患者に適切な対応ができているかどうかを明らかにする研究を行う場合，質問紙でどのような対応をしているか調査するよりも，実際の対応方法を観察法で調査するほうが客観的です．

量的な研究は回答を数値化する必要があるので，いずれの方法でも構造的データを収集することになります．**構造的データ**とは，あらかじめ，調査項目と回答を決めておくものです．面接法および質問紙法では，質問項目と回答方法を決めておきます．観察法では，観察項目と観察結果の選択肢を決めてお

表6　臨床研究で用いられるデータ収集法

データ収集法	特徴
生理学的測定	バイタルサインズ，血液データ，画像データ等
観察法	観察者，参加者として場に入る
面接法	構造的・半構造的・非構造的面接　1対1，1対複数
質問紙法	質問紙を介してデータを収集する　配布・回収方法が複数ある

きます．しかし，面接法で構造的データを収集するというのはあまりないかもしれません．他記式の質問紙法とかなり近い状態となるからです．

質問項目や観察項目が適切でないと，調査した意味がなくなってしまうので，調査票は時間をかけて慎重に作成します．

■ 質問紙法の場合

質問紙法は，質問項目を設定した用紙を用いて回答を得るもので，仮説を立てずに現状の分析をする**実態調査**と，事象の原因について仮説を立てて原因と結果の関係を明らかにする**仮説検証調査**の2つがあります．

調査方法には，自記式と他記式の2つがあります．

①自記式

回答する人がみずから記載するもので，郵送法，留置法，集合法によって収集します．

郵送法：調査票を返信用封筒とともに郵送し，郵送により回収します．広範囲の対象を調査できる，調査者の確保・準備が不要である，匿名性が守られやすい，調査者が同席しないので調査者の影響が少ないというメリットがあります．

一方，質問項目の理解が正しいかどうか確認できない，回答が正しいかや記入漏れを確認できない，回収率が低い，回答に偏りが出る（テーマに関心のある人のデータが集まる）などのデメリットもあります．

留置法：調査票を配布した後，期限を設定して回収箱に入れてもらうなどして回収する方法です．調査者が回収を行えば回収率が上がり，未記入や質問項目の理解の誤りを確認することができるというメリットがあります．

逆に，指定された人が回答したか，質問項目を正しく理解したかなどを確認することができないというデメリットもあります．

集合法：対象者を1つの場所に集めて，その場で調査票を配布し記載後回収するものです．質問項目や回答方法についての疑問にその場で回答できる，回収率が高いというメリットがある一方，調査者と対象者の関係が回答に影響を及ぼすことがある，回答が正しいか確認ができないというデメリットもあります．

調査者が対象者より上位の地位にあるとパワーが働くことも考えられ，倫理的配慮が必要になります．

②他記式

調査方法には，個別面接法と電話聞き取り法があります．

個別面接法：調査者が対象者と1対1で質問項目を読み上げ，回答を記入していく方法です．質問項目の理解が正しく行われる，承諾を得たうえで行うことで回答の信頼性が高まる，自記式より複雑な内容を聞くことができる，質問項目を多く設定しても回答が得られるというメリットがあります．

一方で，調査者の態度が回答に影響を及ぼす，調査期間が長くかかるというデメリットがあります．

電話聞き取り法：調査者が電話で質問項目を読み上げ，回答を記入していく方法です．質問項目の理解が正しく行われる，質問項目を多く設定しても回答が得られるというメリットがある一方，回答者が正しいか確認できない，短時間で回答を求めるため複雑な質問や選択肢が多い質問では正しい回答が得られにくいというデメリットもあります．

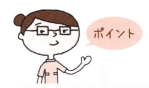
ポイント

他記式の場合は，短期間で実施するために，調査者を確保し，訓練することが必要です．

その場合，調査者に調査の目的・内容を正しく理解してもらうこと，調査の依頼，調査項目の説明，対象者からの質問に対する返答などについて態度やことばを統一すること，回答を正しく理解して記述する練習をすることを計画します．

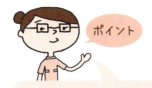

> **ポイント**
> 退院した患者・家族を対象にする場合は，郵送法や電話聞き取り法にする，外来受診時に留置法または個別面接法にする，当事者・家族会のような催しがある場合は集合法にするなど，現実性と各方法のメリット・デメリットをもとに方法を検討します．

■ 妥当性と信頼性

関連検証研究や因果仮説検証研究のデータを質問紙法で収集する場合は，生じている現象や行動などを定量的に測定するために，「尺度（scale）」と呼ばれるツール（質問紙）を使うことが多いと思います．尺度の代表的なものは，自分に対する認識，態度，行動，感情，気分，価値観などについて大小，強弱などの比較判断を問う心理的尺度です．それ以外にもQOLや患者満足度などの広義の心理的尺度もしばしば用いられています．適切な測定結果を得るには，自分が測定したいと思っている現象を正しくとらえること，その現象を正しく安定して測ることが必要です．これらのことは，観察法や機器により生理的現象を測定する場合も求められます．

①妥当性

妥当性は，測定用具が測定したいものをどの程度測定しているかを表します．以前は，内容的妥当性，基準関連妥当性，構成概念妥当性が，妥当性の3つのタイプとして並列で示されていました（表7）が，1980年代以降は，構成概念妥当性が3つを統合したものとしてとらえられるようになりました．それにより，内容的妥当性や基準関連妥当性は，構成概念妥当性を確認するための証拠と位置付けられるようになりました[1]．

したがって，質問項目を専門家に確認してもらい，類似した他の調査票（「外的基準」といいます）で得られた結果との相関を求め，因子分析により因子構造が仮説と一致するかをみる，これらすべてにより妥当性があるかどうかを判断します．妥当性は調査票そのものに付与するものではなく，測定結果の解釈における判断であるので，先行研究で妥当性が示されたという調査票を用いる場合も，自身の研究での結果において改めて確認することが必要です．

②信頼性

信頼性は，その測定用具で測定した値がどれくらい真の値に近いか（どれだけ正確に測定できるか）を表します．信頼性は適切な目盛をもつ測定用具であることを示す方法です．信頼性の目安には，安定性と一貫性があります[2]．安定性とは同じ人に同じ

表7　妥当性の種類と評価方法

妥当性		評価方法
内容的妥当性 （content validity）	論理的評価	文献，論理的思考により質問項目が研究概念を代表しているか（概念の範囲内から偏りなく選ばれているか）専門家と共に評価する
基準関連妥当性 （criterion-related validity）	統計的評価	同一の現象を2つの測定用具で測定し，その関連性を評価する 自作の質問紙と関連のある既存の質問紙の両方で調査を行い，得られた結果が相関しているかを求める 相関が高い場合，基準関連妥当性が示されたことになる（「併存的妥当性がある」ともいう）
構成概念妥当性 （construct validity）	統計的評価	測定用具を構成している概念の妥当性を統計的に評価する 収束的妥当性：理論的に類似している概念が実際に関連している場合，収束的妥当性がある 弁別的妥当性：理論的に異なる概念が実際にそれほど関連していない場合，弁別的妥当性がある

表8 信頼性の種類と評価方法

安定性	再テスト法	同一の被験者に対し，ある程度期間をおいて同一のテスト（調査・測定）を行い，2回の測定値の相関係数を算出する（信頼係数ρは相関係数になる）
	平行テスト法	等質の2つのテスト（調査・測定）を同時に行い，2つの測定値の相関係数を算出する（信頼係数ρは相関係数になる）
一貫性	折半法	1つのテスト（調査・測定）を等質に2つに分けて行い，それぞれ別に結果を得て，2つの測定値の相関係数を算出する （信頼係数ρはスピアマン-ブラウンの公式で算出する） ρ＝2×相関係数／（1＋相関係数）
	内部一貫法	折半法のすべての分け方について信頼係数をスピアマン-ブラウンの公式で算出し，それを平均する クロンバックα係数を算出する α＝項目数／（項目数－1）×（1－｛各項目の分散の合計／合計点の分散｝）

読み方：ρ（ロー），α（アルファ）

条件下で同じ調査を行ったときに，同じ結果がでることを示すものです．それを示すには，再テスト法や平行テスト法を用います．一貫性は，同じ人が同じような質問に対し，同じように回答することを示すものです．一貫性は，折半法と内部一貫法（Cronbach α係数）により確認します（表8）．一貫性が示された場合，「内的整合性がある」と表現することもあります．

質問紙法では，内部一貫法を用いている研究が多く見かけられます．質問項目全体の信頼係数だけでなく，項目1つひとつの信頼係数も求めます．

■ 観察法の場合

量的研究の観察法は**構造化観察**で行います．あらかじめ調査者が作成した調査票で，観察内容をチェックします．

関連検証研究および因果仮説検証研究で観察法を用いる場合は，調査票の妥当性や信頼性を確保します．信頼性に関しては，同じ対象者を複数の観察者で観察して観察結果の一致度を算出します．

 ズバリ！お悩み解決法

研究計画書を見ると，「調査方法」「調査内容」「調査票作成の手続き」が区別されていないことがあります．それぞれを分けて記載しましょう．

また，他者が開発した調査票を用いるには，適応を検討することが必要です．もともとの研究対象と自分たちの研究対象の背景（疾患や年齢など）を照らし合わせ，適応が可能かどうかを検討します．適応の可能性を研究することもあります．

他者の開発した調査票を使用する場合は，使用の許可を得ることが必要です．また，外国語の調査票を翻訳して用いる場合は，翻訳の許可を得ること，バックトランスレーションする（一度日本語に翻訳したものを，ネイティブの人に外国語に翻訳し直してもらい，不一致がないかみる）ことも必要です．

1) 村上 航：妥当性 概念の歴史的変遷と心理測定学的観点からの考察．教育心理学年報, 51:118-130, 2012.
2) Polit DF, Beck CT 著／近藤 潤子監訳：看護研究—原理と方法．第2版, pp430-434, 医学書院, 2010.

3 研究方法　　　調査方法

18 アンケートってどうやって作るの？

初めて研究する人の困りごと18

調査票（＝アンケート，質問紙）の設問次第で得られる回答は変わってきます．以下のようなことはありませんか？

- 選択肢が多すぎて回答に迷う
- 回答を誘導するような文章になっている
- 質問内容が実情にマッチしていない

ここでのカギは「求めるデータに適した質問内容の決定」です．

質問紙の作り方，教えてください！

質的研究での**質問紙調査**では，いわゆる自由記載方式で回答を得るように調査項目を設定します．質問形式は，オープンな質問です．

量的研究での質問紙調査には，**実態調査**と仮説検証調査の2種類があります．実態調査は，仮説を立てずに，現状の分析をするものです．したがって，質問項目は，文献や体験などをもとに設定し，表面的な妥当性が得られていれば，信頼性は問われません．一方，**仮説検証調査**では，事象の原因について仮説を立て，原因と結果の関係を明らかにするために行い，調査票の妥当性と信頼性が問われます．

ズバリ！お悩み解決法

調査票（質問紙）は以下のような構成で作成します．

- 表紙：調査のタイトル，責任者（所属・連絡先），調査目的，倫理的配慮，協力依頼文，記入上の注意事項
- フェースシート：性別，年齢などの属性
- 調査項目
- 謝辞

■ 予備調査

文献や経験だけで調査項目を作成することができない場合は，事前に調査を行います．その際は，自由記述法で質問紙調査を行うか，半構造化面接を行って回答を得ます．得られた回答をKJ法やフィッシュボーン手法などによって分類し，関連性を考えます．その結果に基づいて調査項目を作成します．

■ 作成上の留意点

調査票（質問紙）の作成にあたっては，以下の点

に気を付けることが必要です．

- 一般的な質問，答えやすい質問から始める
- 事実に関する質問を行い，その後に個人の意見を聞く質問をする
- 調査目的に関与する質問を優先する

　最初の質問が答えにくいと，そこで回答をやめてしまうこともあるので，一般的な質問から始めます．たとえば，調査対象の背景（性別，年齢，続柄など）について回答を得るフェースシートから始めます．個人の考えを答える場合，考えをまとめるのに時間がかかるので，事実を聞かれたほうが答えやすいといえます．また，調査項目が多くなると途中で止めてしまうことにつながりやすいので，調査目的に関与する質問を優先して配置します．

- 回答の主体が明らかな質問にする
- わかりやすい平易な言葉・簡潔な文にする
- 回答に選択肢を設定する場合，選択肢の数が多すぎないこと，配置に注意する

　誰に回答を求めているのか，たとえば当事者なのか家族なのか，わかりにくい調査項目では適切な回答が得られないことがあります．質問文がわかりにくいとか，1つの設問で複数のことを質問されると，回答が困難になります．また，選択肢が多いと回答に迷ってしまい，回答を断念することにつながりやすくなります．

- 回答を誘導するような質問は避ける

　たとえば，「よいと思うか？」という質問には，「よい」と答えてもらいたいという気持ちが表れています．「どのように思うか？」というような中立な立場で聞くような質問項目にします．

■ プレテストを行い，質問項目の追加修正を行う

　作成した調査票（質問紙）について，調査経験者や調査対象に近い人から，表現のわかりにくい箇所，実情にマッチしない項目がないか，チェックを受けます．そのような箇所があれば，修正します．本来は（大規模調査の場合は），調査対象とほぼ同様の人にプレテストを行います．項目分析を行う場合は40〜50人，わかりにくい項目のチェックだけの場合は20名程度でよいといわれています．その結果で，未記入の多い項目は回答しにくいと考え，修正または削除します．とはいえ，1施設内に同じような病棟がなく，自部署の看護師を対象に調査をするような場合は，もはや，同じ数のプレテストを行いようがありません．そのような調査自体，成立しないと考えるか，少ない人数でプレテストするか，どちらかになるでしょう．

■ 項目分析

　以下の点を明らかにして，調査項目の修正を行います．

- 回答の分布の偏りはどうか

　偏りが大きい項目，標準偏差が大きい項目は削除する．

- 項目間の相関はどうか

　負の相関を示す項目は削除する．または，因子分析で負荷量の少ない項目を削除する．

- 上位群・下位群の回答の差はどうか

　いくつかの項目の合計得点から判断をするような調査票の場合，合計得点の上位群と下位群に分け（それぞれ27％または25％とる），両者で各項目の平均値を比較する（有意差をみる）．有意差のない項目は削除する．

■ 調査項目の設定

　研究目的によって，調査項目の回答形式を設定します．

①質的なデータを得る項目

　具体的な内容，体験や経過，感情や思いなどを明らかにする質的研究で，質問紙法を用いる場合に設定します．

● 自由回答方式

> あなたは自分の手足が動かないと分かったとき，どのようなことを感じましたか．
> 自由に書いてください．
> [　　　　　　　　　　　　　　　　　　　　　　　　　　　　　]

● 言語連想法

> 次の言葉からあなたが思いつくことをあげてください．
> 障害
> [　　　　　　　　　　　　　　　　　　　　　　　　　　　　　]

● 文章完成法

> 次の文の（　）部分に適当な文章やことばを入れてください．
> 　「がん」は（　　　　　　　　　　　　　　　　　）．
> 　近頃のがん治療は（　　　　　　　　　　　　　　）である．
> 　がんになったら（　　　　　　　　　　　　　　　）する．

②量的なデータを得る項目

　量的なデータを得るには，選択的回答法を用います．選択的回答法とは，回答に選択肢があり，その中から選んでもらって回答を得るものです．単一回答法，複数回答法，順位回答法，一対回答法，評定尺度法，数値分配法などがあります．

a）単一回答法

　1つの回答を得る質問項目です．「はい」「いいえ」という2つの選択肢からどちらかの回答を得る2項選択法と，4項目あるいは5項目という複数の選択肢から1つを選ぶ多肢選択法があります．

● 2項選択法

> あなたは意識障害のある患者への対応について，どのように思いますか．
> あてはまるほうに○をつけてください．
> 　　やりがいを感じない　　はい　・　いいえ
> 　　どうしたらいいか悩む　はい　・　いいえ
> 　　心が安らぐ　　　　　　はい　・　いいえ

●多肢選択法

> あなたは「障害」について，次のことばをどう思いますか．
> あてはまる番号に○をつけてください．
> 　　個性である　　　　思う　・　あまり思わない　・　思わない　・　全く思わない
> 　　気の毒である　　　思う　・　あまり思わない　・　思わない　・　全く思わない
> 　　大変である　　　　思う　・　あまり思わない　・　思わない　・　全く思わない

b）複数回答法

　与えられた選択肢のうち，当てはまるものを複数選んでもらう形式です．当てはまるもののうち，上位からいくつか選んでもらう方法もあります．

●無制限法

> あなたが禁煙した理由を，いくつでも選んでください．
> 　1．再び胸痛発作を生じるのではないかと不安である
> 　2．心臓の機能が悪化するのではないかと不安である
> 　3．医師・看護師から禁煙を勧められた
> 　4．家族から禁煙を勧められた
> 　5．職場の人・友人などから禁煙を勧められた
> 　6．本などから禁煙の必要性について情報を得た

●制限法

> あなたが禁煙した主な理由を，3つ選んで○をつけてください．
> 　1．再び胸痛発作を生じるのではないかと不安である
> 　2．心臓の機能が悪化するのではないかと不安である
> 　3．医師・看護師から禁煙を勧められた
> 　4．家族から禁煙を勧められた
> 　5．職場の人・友人などから禁煙を勧められた
> 　6．本などから禁煙の必要性について情報を得た
> 　7．その他（　　　　　　　　　　　　　　　）

c）順位法

　用意した選択肢に順位をつけてもらう質問形式です．選択肢のすべてに順位をつけてもらう方法と，上位いくつかを選んで順位をつけてもらう方法があります．

●完全順位法

あなたは生活上どのようなことを大切にしていますか．
(　　) 内に1位から6位まで順位をつけてください．
- (　　) 自分の健康状態を保つこと
- (　　) 家族と一緒に過ごす時間を確保すること
- (　　) 趣味・娯楽を楽しむこと
- (　　) 食事や嗜好（喫煙・飲酒など）を楽しむこと
- (　　) 友人と過ごす時間を確保すること
- (　　) 仕事で良い成果を修めること

●一部順位法

あなたは生活上どのようなことを大切にしていますか。
(　　) 内に最も大切にしていることから順に3番目まで順位をつけてください。
- (　　) 自分の健康状態を保つこと
- (　　) 家族と一緒に過ごす時間を確保すること
- (　　) 趣味・娯楽を楽しむこと
- (　　) 食事や嗜好（喫煙・飲酒など）を楽しむこと
- (　　) 友人と過ごす時間を確保すること
- (　　) 仕事で良い成果を修めること

d）一対比較法

複数ある差がわかりにくい対象物について，選好度の順位付けをするための方法で，すべての組み合わせについて，どちらがより上位か回答してもらう方法です．

●一対比較法

あなたはその役割を果たすにはどちらが適任だと思いますか？
当てはまる方に○をつけてください．

看護師と理学療法士では	看護師　・	理学療法士
看護師と作業療法士では	看護師　・	作業療法士
看護師とMSWとでは	看護師　・	MSW
理学療法士と作業療法士とでは	作業療法士　・	理学療法士
理学療法士とMSWとでは	理学療法士　・	MSW
作業療法士とMSWとでは	作業療法士　・	MSW

e）評定尺度法

対象物を評価する場合に用います．評定法は，対象物に対する態度を数段階の尺度を示し，そのうちの1段階を選んでもらいます．奇数の選択肢で中央の選択肢が「どちらともいえない」というように設定されたものはリッカート（Likert）型の尺度と呼ばれます．

対象物に対する印象（イメージ）を評価してもらう方法として，SD（Semantic Differential）法があります．

● 評定法

> 次の質問を読んで，当てはまるところに○をつけてください．
> 　　手術後の早期離床の必要性について，看護師から具体的な説明を受けた．
> 　　　　5．そうである
> 　　　　4．かなりそうである
> 　　　　3．どちらともいえない
> 　　　　2．あまりそうでない
> 　　　　1．そうでない

● SD法

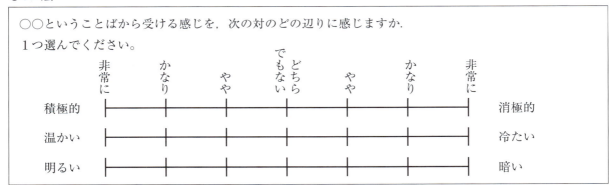

f）数値配分法

項目への配点の合計を一定の数（10点とか100点）になるように配分してもらう方法です．

● 数値配分法

> 次のことがらはあなたの生活に中でどれくらい重要ですか．
> 全体で100点になるように配点してください．
> 　　自分の健康状態を保つこと　　　　　　　　　　（　　）点
> 　　家族と一緒に過ごす時間を確保すること　　　　（　　）点
> 　　趣味や娯楽を楽しむこと　　　　　　　　　　　（　　）点
> 　　食事や嗜好（喫煙・飲酒など）を楽しむこと　　（　　）点
> 　　友人と過ごす時間を確保すること　　　　　　　（　　）点
> 　　仕事で良い成果を修めること　　　　　　　　　（　　）点
> 　　　　　　　　　　　　　　　　　　　　　　　計 100 点

3 研究方法　　　調査方法

19 面接ってどうやるの？

初めて研究する人の困りごと19

質的研究では，面接法と参加観察法をおもに用います．
ここでは，面接法を詳しくみていきましょう．

- 面接法が適しているときは，どんなとき？
- 他の手法と併用する場合もあるの？
- どんなパターン（形式）があるの？

面接法の特徴を理解して，有効なデータを集めましょう．

面接で得られるデータは質問紙と何がちがうの？

質的研究で用いられることが多いデータ収集法は，**面接法**と**参加観察法**です（表9）．質的研究の特徴として，複数のデータ収集を併用する場合が多いこと，フィールドに入ってからデータ収集方法を再吟味する場合があることがあげられます．

ズバリ！お悩み解決法

面接法を用いる場合，面接者との関係がデータに影響すること，データ分析の段階でもバイアスがかかる可能性があることを念頭におく必要があります．また，質問紙法との違いを念頭においておくことも重要です．

表9　質的研究で用いる主なデータ収集法

データ収集法	特徴
面接法	・人が人と直接会ってデータを収集する方法 ・人と人が直接会うので，問いを投げかける人の特性が相手に影響し，相手の回答や反応もまた問いかけた人に影響し，このやり取りが繰り返されるという特徴がある
参加観察法	・研究者がデータを収集しようとする場で文字や写真や映像を介してデータ収集する方法 ・研究者が直接場に出向く場合（参加観察の場合），研究者の目で見て五感で感じ取ったことでデータが集められ，書き取り，文字化されるために，書き手の場の見方がデータに影響し，その時点で文字に起こされなかったものはデータとはならないという特徴がある．すなわち，ここにデータ上の限界がある

■ 面接法の特徴

面接法は，一般的には暫定的な概念を設定し，質問内容を構成していきます．質問内容は細かく想定するよりも，構造化した質問にしたがって尋ねていくか，ある程度構成して質問をスタートするかの，いずれかの方法をとります（表10）．質問は相手が理解できるように尋ねますが，繰り返しのやり取りが可能です．面接のパターン（形式）は1対1のほ

表10 面接法 ― 構造の種類

1．インフォーマルな面接　informal interview

研究課題にとって重要な意味のある内容が自然の会話に含まれることが多い
いわゆるオフレコ的な会話内容が含まれることがある
・参与面接に付随して行われることが多い
・偶発性の高い場で，質問内容は決まっていない
・面接者（研究者）と被面接者（参加者）の相互作用で自然に行われる
・インフォーマルな面接から構造化面接へ移行することができる

2．誘導面接　guided interview

過去の研究や理論あるいは直感をもとに幅広い質問がなされる
質問をどのように組み立て，どんな言い回しで，面接のどの場面で尋ねるかは面接者の裁量で行われる
誘導面接の目的は，面接者と被面接者双方が面接のポイントを理解しそこから逸れることがないように必要最低限の枠組みを示す

3．構造化面接

構造化された自由回答式の面接
同じ質問を同じ順序で問うことが必要な面接で用いる
確率標本抽出を用いて，変数のコントロールができる場合は，統計分析が可能な多項選択式質問を含めることができる

表11 面接法 ― 形式

1．1対1（対面面接・電話インタビュー）

・相手にアクセス→ラポール形成→録音
　子どもや高齢者，障害をもつ人々，直接意志が伝えにくい人では，状況によって代弁できる人（コミュニケーションをつないでくれる人）を加える
・質問デザイン
　記述的質問：被面接者の幅広い回答を得る
　探索的質問：さらに詳しい情報を引き出すためにあるいは被面接者の「記述」回答を絞り込むために用いる

2．グループインタビュー

1）フォーカスグループ
・特定の一連の問題について探求するための半構成的インタビュー
・6〜12人，1時間〜1時間半
・仮説を立てたり，より構造化された質問を作成したりする基礎となる情報を得ることができる
・ファシリテータが，インタビューを行う場所，物理的環境，グループの構成を管理する
2）ノミナルグループ・プロセス
・問題の本質や解決法について合意が得られていない事柄を取り上げ，5〜9名で多様な専門的意見を出し合う
・90分程度かかる．デスクを挟んだ討論，TV会議の形がある
3）デルファイ法
・政策を練り上げるときに用いられる
・将来設計や未来予測，今後の政策について専門家の意見を引き出す

か，グループでの方法もあります（表11）．

面接法は，質問紙法と比べてどちらが研究目的にかなうかを検討することも必要です．また，面接法は，次のような点で質問紙法と異なります．

a．対象と直接言葉を交わすやり取りがある
b．ごく少数の対象からデータを得る
c．1回の面接に時間がかかる
d．回収率は高い
e．無記入になるような回答はない
f．相手が特定される
g．やり取りによって聞きなおしが可能
h．深い内容のデータが取れる

研究者が質問紙法をとりたいと考えていても，データの内容や先行研究の検討によって，面接法のほうが適していると考えられる場合は，計画段階で変更することもあります．質問紙法と併用し，質問紙としてデータ収集した後で面接法でデータ収集をする場合，質問紙と同時併用する場合，面接法であらかじめ対象から状況を聞き取ったうえで質問紙を作成し，質問紙法でデータ収集する場合などもあります．

■ 面接法の種類

構成的面接では，構造化された質問形式を用意します（表13）．

非構成的な面接法では「インタビューガイド」（表14）を作成します．

表12　面接法の種類

面接法の種類	特徴
構成的面接	面接者の研究目的に沿って決められたデータを収集する 構造化された質問形式で質問する そのため，比較的短時間で終わる
非構成的面接法	面接者の視点を押し付けることなく，対象者のものの見方を明らかにする 自然な問いかけ，被面接者・面接者ともある程度自由にかかわる そのため，時間が長くかかる．面接者の技能に依存する

表13　構造化された質問形式（例）

```
例　睡眠状況
　　あなたはいつも何時間寝ていますか
　　何時に就寝しますか
　　何時頃起きますか
　　熟眠感はありますか
　　途中に目覚めることはありますか
　　・・・・・・・・
```

表14　インタビューガイド（例）

```
＜場の設定＞
　新人看護師がリラックスできるように少しだけ茶菓を用意する
　インタビュー前に温かい飲み物を自由に飲んでいいことを伝える
　その日の勤務をねぎらいリラックスさせておく

＜インタビューの切り出し＞
1．最初に背景を確認しておく
　　例　臨床経験は何年経過していますか
　　　　どのような病棟を経験なさいましたか

2．その間にあったことで印象に残っている出来事はどのようなことでしたか
3．何か苦しいと思った経験はありましたか
4．あなたにとってこの間の看護の経験でうまくケアできなかったと感じることはありましたか？

　　2・3・4は適宜相手の話に沿って話しやすいところから糸口を見いだす．語りの内容に添うように流れを妨げない
注）途中感情が不安定になる場合は・・・・・

5．・・・・・・・・・・・・・・・・・
```

MEMO

3 | 研究方法　　　調査方法

20 観察ってどうやるの？

初めて研究する人の困りごと19

観察法の中でも看護場面でよく用いられる参加観察法を取り上げます．

参加観察？

- フィールドってどう作るの？
- 見たまま記録するのってむずかしい
- 何をどう観察すればよいのかな

データ収集する観察者も，事前の準備が重要です．

　参加観察法（参与観察）とは，研究者が**フィールド（場）**に出向き，データ収集を行う方法です．

　参加観察法はその特徴として，暫定的な概念からスタートしてフィールドに入り始めることが多いです．たとえば，そのフィールドが自分の研究に適しているかどうかを知るために，あらかじめフィールドでの観察を実施してみることがあります．そして実際にそのフィールドで，何が事前に検討しておくべき事柄なのか，どんな場で面接が可能かなどを検討します．

　参加観察法の研究では，多角的にデータ収集を行い，データ収集と同時に分析も開始されることも少なくありません．

豆知識・一口メモ

参与と参加

　参与観察は，それ自体が研究手法として開発され，社会学の分野で発展してきた歴史があり，主に概念を構成する中レベルの枠組みを創ることが目的とされています．そのため，参与観察という場合と参加観察法という場合では多少意味合いが違って用いられることも知っておいてください．現在はあまり区別して用いられてはおらず，参加観察，観察法，参与観察は用語としては混在していることが多いです．

ズバリ！お悩み解決法

参加観察法では，次の点を決めていきましょう．

①**観察する内容**

主に観察する内容は，「状態」「言葉」「行動」「技術」「環境」などです．周囲の情景，温度や空気，人の位置，どんな言葉で，どんな口調で，動作やどんな態度で話し，誰とやり取りしているのか，行動しているのかのように詳細な，見たままの記録ができることが必要です．

観察法で量的データとして収集することもできます．表15，16のような**観察シート**が作成される場合は，量的データとして処理され，集計し，統計処理へと進めます．

2つの例を示します．

1つは，**フィールドノート**と呼ばれる，自由記載により書き取っていくものです（表15）．

もう1つは，観察表として集計されるものです（表16）．誰が観察しても比較的同じように記録を書き取ることができます．

できれば，あらかじめ記録化する方法を訓練してからフィールド（場）に出向くことが必要です．

表16　チェック表の例

```
記録ノート
観察日　　　　月　　日　　時間
場所　　（　　　　　　　　　）
記載者　（　　　　　　　　　）
対象の行動をよく見て記載してください
1．場面の特徴
　　登場人物　　　　　（　　　）人
　　看護師以外の人　■患者　□家族
2．行動の特徴
　　□そわそわ落ち着かない　□ゆったりしている
　　□立っている　　　　　　□椅子に腰かけている
　　……………
3．患者の言葉の種類
　　書き取り
4．周囲の人に接触した回数
　　何回顔を上げていたか（正の字記載）
5．あなたが発した言葉があればそのまま記載してください．
　　書き取り（　　　　　　　　　　　　　）
6．その時あなたが配慮したことは何ですか
　　（該当するものに○×をつける）
　　　a．落ち着けるように
　　　b．場をかえてはなれるように
　　　c．他の患者と接触しないように
　　　d．特にない
7．そのほか何か気が付いたこと
　　自由記載
```

表15　フィールドノート例

年　　月　　日　　天気	
状況 　観察者は，病棟の入り口近くにある椅子に座っている．ラウンジの広さは，畳30枚くらい入るだろうか．食堂をかねたそのスペースには，4人ほど腰掛けられる机が3×4個整列して並べられ，それぞれに椅子が4つ向かい合わせに置かれているが，ところどころ椅子がない机もある． 　観察者のすぐ目の前の机に，Aさんはいて，焦点の定まらないような目つきで，やや上目遣いにして，背中を丸めて腰掛けている．観察者はそれを横側から見る位置にいる． 　一人の看護師Bが後方から歩いて近づく．彼女の言葉は聞き取れない．Aさんは少し顔を上げて振り返っている．表情は変わらないが，声の方向に顔を向けようとしている． …………………	メモ Aさんのこの目つきはいつも同じで薬の副作用があるといわれている．

②観察する人の立場

観察する人の存在をどこまで相手に伝えるかをあらかじめ検討します．

観察者は少なからずデータに影響することは免れません．それゆえに，どのような立場でその場に入るかが大切で，説明と同意を取るときに，データを損なわないような説明で，かつ倫理に反しない場の入り方を，場の責任者に了解してもらっておくことが必要になります（表16）．

観察者の立場と，それをどのようにフィールド全体に説明しておくかを検討しましょう．

なぜかと言えば，たとえば，「研究者」と説明する場合と，「看護師です」「学生です」「一緒にケアをしていきます」「研修生です」という説明とでは，全くフィールドにいる人の反応やかまえが違ってくるからです．説明のしかたについてはフィールドの責任者や周囲の協力者の同意を得ておくことがよいでしょう（表17, 18）．

③観察内容の記録

逐語録，写真，ビデオ録画，録音などの方法があります．観察されたものを，データとして使っていくには，文字化して読み取ることが必要です．言葉としてのデータ，数としてのデータに起こしましょう．

写真や映像を用いる場合は，分析段階でデータ共有が可能です．しかしいずれも解釈に研究者の見方が影響します．

つまり，いかに客観性を担保するかが重要になります．

表17　観察法における観察者の立場

①完全なる参加者としての観察	対象となる人々の生活や活動の場に「完全に」参加していてその中で観察する了解が得られれば倫理的問題はない．分析においては研究者の視点が区別しにくくなる．
②完全なる観察者としての観察	対象となる人の行動を自分の存在を相手に知られることなく観察するマジックミラー，カメラなどを通して観察する．観察は倫理上の問題が大きい．
③参与観察者としての観察	対象となる人々の生活の場に観察者の立場を告げて入り，集団の中に一員として入りながら観察をする．関係性が深くなると①に近い観察となる．

表18　観察法で想定される問題

記録をどのようにとるか	記録のタイミング，内容の明確さの担保をどうするか
介入支援をどこまで行うか	観察に徹したとしても，研究結果に影響を及ぼすような介入を倫理的に避けられるか
対立見解にどのように対処するか	研究の場所にいる人々に研究の方法や介入操作の中身にどこまで同調してもらえるのか，対立見解に対処できるか
場の攪乱をできるだけ避ける	観察する人の立場を明らかにして，場の中でどのような立ち位置（表17）でいるのか，観察者の場やデータへの影響を避けられるか
参加者との関係，板挟み	中立的な立場で入れる場を選べるか

まとめ 3. 研究方法

- 質的研究と量的研究の違いがわかりますか？
- 質的研究では，どのようなデータ収集を計画するのかわかりましたか？
- 量的研究では，どのようなデータ収集を計画するのかわかりましたか？

❶ 質的研究と量的研究の違いの1つは研究デザインにある．
❷ 研究疑問は，質的研究か量的研究かがわかるように表現する．
❸ 質的研究では，少ない対象からでも，豊かな記述があり，概念が導かれる．
❹ 量的研究では，やや大きな対象から巨大な対象までを含み，集団の傾向，概念の関係や関連，介入効果などが導かれる．
❺ 量的研究と質的研究，量的データと質的データとは違う．
❻ 対象の選定は，無作為抽出，便宜的抽出などがある．
❼ 質問紙法，面接法，観察法，測定はそれぞれ収集されるデータに特徴があり，それを活かした収集方法を選定する．
❽ 同じ質問紙法でも，質的研究と量的研究では対象への質問の仕方が違う．
❾ 観察法でも，量的データにも質的データにもなる収集の仕方がある．

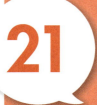

4 | 分析　　　分析方法

21 量的研究の場合 〜統計って何だ？

初めて研究する人の困りごと21

データが集まり，研究の材料がそろいました．でも……．
次のようなことはありませんか？

- とったデータをどのように入力したらいいの？
- 入力したデータをどのように処理したらいいの？
- 統計ソフトはどうやって使うの？

いよいよ分析！

ここでのカギは「表計算ソフトに入力し，統計（解析）ソフトから研究目的に合った処理（分析）方法を選ぶ」ことです．

調査方法と同じように，「アンケート調査をしたのですが，何をどう分析したらよいのでしょうか？」と，相談を受けることもありますが，分析方法は研究目的によって決まっています．ですから本来，研究計画を立てる時点で分析方法は決まっているはずなのです．

表1のように，現在，何が起こっているのか，どのようなパターンがあるのかという実態を明らかにする研究には，記述統計という分析法を使います．そこでは，データのもつ情報をわかりやすく記述することが目的となるので，データの特徴とエッセンスを凝縮して図表や数値として記述します．関係要因を探す，関連があるのか確かめる，因果関係があるのか確かめるという研究では，**推測統計**を使います．もちろん，推測統計を使うためには，母集団を反映する標本のデータを取っておく必要があります．

記述統計では，調査項目ごとに度数や百分率を求め，全体の傾向を把握します．全体の傾向を見るには，①データの分布を見る，②分布の代表値を求める，③分布のばらつき（散布度）を見ます．これは集計法でいうと一次集計にあたります．

関係探索研究の場合は，一次集計の結果に基づき，いくつかの質問項目を組み合わせてクロス集計を行

表1　研究のタイプと分析表

研究のタイプ	統計法	分析法
因子記述研究（実態調査）	記述統計	単純集計
関係探索研究	記述統計 推測統計	クロス集計 差の検定，回帰分析など
関連検証研究	推測統計	相関分析
因果仮説検証研究	推測統計	差の検定

い，χ^2検定などの差の検定や回帰分析をします．一次集計の結果に基づいて行う集計を二次集計といいます．関連検証研究の場合は，仮説に基づき相関分析を行います．

因果仮説検証研究の場合は，操作をした群（実験群や介入群）と操作をしていない群（対照群）の差，あるいは介入前後の差の検定を行います．具体的にどの方法を使うかは，p77表4，p78表5を参照してください．

回帰分析では，要因から影響を受ける変数を**従属変数（目的変数）**，影響を与える変数を**独立変数（説明変数）**として，独立変数が1つの場合は単回帰分析，独立変数が複数の場合は**重回帰分析**を行います（図1）．因果仮説検証研究では，原因が独立変数，結果が従属変数となります．分析の際に，何を独立変数とし，何を従属変数とするのかを設定します．

量的研究のデータ収集は，構造化した（あらかじめ準備した質問項目と回答の選択肢で回答を得る）面接または質問紙，構造化した（あらかじめ準備した観察項目と程度・頻度などで状態や反応を把握する）観察により収集します．その後，それを数値化してデータ処理を行うのですが，そのあたりが意外にわかりにくいようです．データ数が少ないと，手計算（表計算ソフトを使わずに，「正」の字を書いて集計）している様子も見られます．せっかく量的な研究をするのですから，表計算ソフト・統計ソフトの使い方を習得しましょう．

質問紙や観察表などの調査票を回収したら，以下の手続きで処理します．
①エディティングする
②コーディングする
③コーディングシートへ転記し，コーディングシートのデータをチェックする
④コンピュータにデータを入力する
⑤出力してデータをチェックする
⑥集計する：一次集計（記述統計），二次集計（推測統計）

それぞれについて，詳しく見てみましょう．

■ エディティング

エディティングとは，調査票の回収状況を把握し，記載内容を点検して回答の不備を修正する作業のことです．以下の手順で行います．
①調査票の回収数と回収率を確認する
②無効な調査票を選別する
③回答を点検する
　・不完全なもので補足できるものは修正する
　・信憑性のない回答は無効とする
　・計算が必要なものは計算する
　・文字の誤り・読み取りにくい字を修正する
④有効回答数をチェックする
⑤有効な調査票にナンバリングする

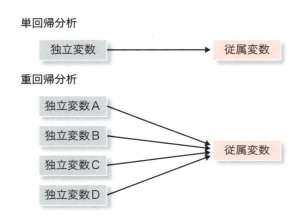

図1　単回帰分析と重回帰分析

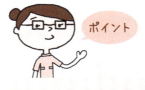

無回答が多い調査票は，その程度により無効とするか，回答がある部分だけを使います．また，質問項目や回答の選択肢に該当しないという場合は，無回答とは区別します．

■ コーディング

コーディングとは，データを数量化したり連続数量をカテゴリ化したりすることです．データの数量化とは，「男性」を1，「女性」を2とするとか，「はい」を2，「いいえ」を1とするというようなことです．また，カテゴリ化は，回答してもらった年齢について，「20〜29歳」を1，「30〜39歳」を2，「40〜49歳」を3……というようにカテゴリ化して，それを入力データとすることです．

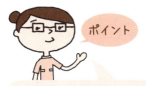

ポイント

自由記述の回答も記述内容をカテゴリ化し，それを数値化すれば量的データにすることができます．各質問項目の数字が何を表すかを示す，コーディングマニュアルを作成します．

■ コーディングシートへの転記と確認

コーディングして数量化したデータをコーディングシートへ記載し，間違って転記していないか確認します．調査票の総数が少ない場合は，シートを作成せず，調査票にコーディングしてそのまま入力してもよいでしょう．その場合は，入力データが間違っていないかを必ず確認します．

■ データの入力

コンピュータの表計算ソフトにデータを入力します．一般的にはExcelに入力することが多いと思います．縦軸が調査票のナンバー，横軸が質問項目になります．データはすべて数字で入力します．

■ 入力データの確認

入力したデータを出力して，コーディングシートと照合し，間違いがないか確認します．

■ 集計

集計には，一次集計（記述統計）と二次集計（推測統計）があります．実態調査は一次集計のみですが，関連検証研究では推測統計を行います．また，関係探索研究や因果仮説検証研究では，違いを明らかにするために，差の検定を行います．

集計にはExcelのほか，Excelで入力したデータを流用すれば統計ソフトで計算することもできます．

 豆知識・一口メモ

統計ソフト

市販されている統計ソフトには以下のようなものがあります．個人で所有するには高価なものもあるので，所属する施設でどのようなソフトを所有しているか確認しましょう．

ソフト	販売会社	OSシステム
SAS	SAS Institute Inc.	Windows, Mac
SPSS	IBM	Windows, Mac
統合型統計パッケージStata	Light Stone	Windows, Mac, UNIX
SigmaPlot	HULINKS	Windows
SYSTAT	HULINKS	Windows
Minitab	構造計画研究所	Windows
GraphPad Prism	ムデーエフ	Windows, Mac
JMP	SAS	Windows, Mac
Excel統計	Microsoft	Windows, Mac

＜変数と尺度＞

統計学において，**変数**を値がもつ性質で整理したものが**尺度**です．調査した後，処理をする際には「尺度」と呼びます．

①質的変数

質的変数とは，量的意味がなく，データがカテゴリで示されるものです．表計算ソフトに入力してその後，統計処理を行うためには，カテゴリを数値化する必要があります．名義尺度と順序尺度が含まれます．

名義尺度：性別などを数字で表したものです．男性が1，女性が2というように数字に置き換えて入力しますが，大小の関係はありません．

順序尺度：ランキングや5段階評価のように，多い・少ないを数字の順番で表したものです．数字と数字の間が等間隔とは限らないため，値同士の差に意味はありません．

②量的変数

量的変数は，連続変数ともいいます．データが数値で示され，そのまま入力して利用することができます．間隔尺度と比率（比例）尺度が含まれます．

間隔尺度：西暦，和暦，温度（℃），偏差値などのように順序性をもち，数値と数値の間が等間隔であるものです．しかし，0は相対的な意味しかもちません．温度は30℃が10℃の3倍暑いことにはならないからです．

比率（比例）尺度：身長，体重，年齢，値段，絶対温度などのように，順序に意味があり数値間が等間隔で，0が絶対的な意味をもつものです．

＜一次集計＞

①データの分布をみる

質的変数の場合は，項目ごとの回答を集計し，それを図表で表します．図には，棒図（棒グラフ），パイ図（円グラフ），内訳図（帯グラフ）があり，説明したいことに合わせて作図します．図表から分布の特徴を読み取ります．

量的変数の場合は，階級の間に切れ目ができないように一定間隔の階級幅（区間）を設定し，この階級を小さいものから大きいものへの順に並べ，該当する度数を求め，度数分布表を作ります．それをもとに，横軸に区間，縦軸に度数をとってヒストグラムを書きます．図表から特徴を読み取ります．

②分布の代表値を求める

名義尺度の場合は，**最頻値**（mode）を求めます．度数が最大の項目（名義）が最頻値となります．順序変数の場合は，**中央値**（median）と**最大値**（maximum）を求めます．中央値は，標本数 n が奇数の場合は $n+1/2$ 番目の値，n が偶数の場合は $n/2$ と $(n/2)+1$ 番目の値の平均となります．最大値は，データの最大の値です．

量的変数の場合は，**平均値**（mean）を求めます．平均値は次の式で表されます．

$$m = 仮平均 + c \times (u \times f の合計)\ /\ n$$

この時，c は階級幅，u は仮平均との差／階級幅，f は度数，n は標本数を示します．

③分布のばらつき（散布度）をみる

順序尺度の場合は，**範囲**（range），四分位範囲，**四分位偏差**（quartile deviation）を求めます．

範囲は，R＝最大値－最小値です．

四分位範囲は，$Q_3 - Q_1$，四分位偏差は $Q = (Q_3 - Q_1) \times 1/2$ です．

ちなみに，Q_1 は，第1四分位数のことで，分布を下25％に分ける点（下位の中央に位置する値）です．Q_3 は，第3四分位数のことで，分布を上25％に分ける点（上位の中央に位置する値）です．Q_2 は第2四分位数のことで，データを小さい方から順に並べたとき中央値に相当します．

間隔尺度の場合は，**分散**（variance）と標準偏差（standard deviation：SD）を求めます．分散は $\sigma^2 = 1/n \times (データ - 平均値)^2$ の合計で算出します．

また，標準偏差は $\sigma = \sqrt{\sigma^2}$ で算出します．ただし，正規分布でない場合は四分位偏差を使います．

比率尺度の場合は，**変動係数**（coefficient of variance：CV）を求めます．CV =（標準偏差／平均値）×100（％）で算出します．

順序尺度は，時として量的変数のように扱われることがあります．しかし，原則として，単純な集計（度数分布表を作成）を行い処理します．順序差が等しい場合や，市販されているような心理テストなど信頼性や妥当性が証明されているもの，データの散らばりが正規分布の形を反映していると推測できる場合などは，間隔尺度とみなして平均値を算出することもできます．また，すべての項目の合計点を取り扱うときは，便宜的に間隔尺度とみなして平均値を算出してもかまわないといわれています．間隔尺度として扱う場合は，上記について書き示すことが必要です．

＜二次集計＞
関係をみるには，次の2つを区別して考えます．

①連関（association）があるかどうか確かめる
1つの変数から他の変数を予測することができることを示します．したがって，「連関がない」とは変数が互いに独立していることを示します．名義尺度の場合に用います．

②相関（correlation）があるかどうか確かめる
1つの変数が大きくなるにつれて他の変数が増加，または減少することを示します．順序尺度，間隔尺度，比率尺度の場合に用います．尺度の種類により用いる係数が異なるので（表2），注意しましょう．表2では，間隔尺度は**ピアソンの相関係数**となっていますが，これは**正規分布**をとる場合で，正規分布となっていない場合は，順序尺度と同様，**スピアマンの順位相関係数**を用います．計算はPCのソフトがやってくれますが，読み取りは自分で行います．

表2 尺度と使用する係数

名義尺度	Φ（ファイ）係数
順序尺度	スピアマンの順位相関係数
間隔尺度	ピアソンの積率相関係数，回帰分析

表3 相関係数と相関の強さ

0.00〜±0.20	ほとんど相関がない
±0.20〜±0.40	低い相関がある
±0.40〜±0.70	かなり相関がある
±0.70〜±1.00	高い相関がある

係数の大きさにより，相関があるのかどうかが決まります．表3を参考に読み取ります．

③数値を予測する・影響を与えている要因とその量を知る
ある変数の変動を別の変数の変動により説明・予測・影響関係を検討する場合，独立変数の数や従属変数の種類により用いる回帰式が異なります（表4）．回帰分析の結果だけで因果関係を証明することはできませんが，推論の手がかりを得ることができます．

表4 変数の数・種類と分析方法

データ	分析方法	例
1つの変数（独立変数）から1つの変数（従属変数）の予測をする	単回帰分析	摂取エネルギーから体重を予測する 内服薬の服用量から血中濃度を予測する →相関係数は式のあてはまり具合（独立変数が従属変数を説明しているか）を示し，p値で有意かどうかをみる
2つ以上の独立変数から1つの従属変数を予測する ＊独立変数は間隔尺度でも順序尺度・名義尺度でもよい 従属変数は間隔尺度で正規分布をとる 標本数は独立変数の数の5倍以上必要	重回帰分析	身長・体重・年齢・心拍数から分時換気量を予測する →相関係数は4つの独立変数が従属変数をどれだけ説明しているかを示す p値はその独立変数が従属変数の説明に有効かどうかを示す
1つの独立変数を増やす／減らすことにより，従属変数を説明するのに適した独立変数を用いた回帰式を作成する	ステップワイズ回帰分析	分時換気量予測するのに適した変数を，身長・体重・年齢・心拍数の中から選択する →採用値の高い変数を選択した場合の説明状況を相関係数で確認する
いくつかの独立変数から正規分布をする間隔尺度である従属変数を予測する ＊従属変数がYes／Noの場合	ロジスティック回帰分析	年齢，受傷前の歩行状態，認知機能，Hb値，Alb値から退院時の歩行を可能にする確率を説明する →p値は採用変数の重要度を示す

<検定>

関係している因子を探す場合や因果仮説を検証する場合に用いる差の検定は，変数の種類といくつの変数を比べるのかにより用いる検定が異なるので，注意します．

①2群を比較する場合（図2）

正規分布をとっている間隔尺度・比率尺度の場合は，パラメトリックテスト（表5）を行います．介入する群と介入しない群というように別の対象者を比較する場合は「対応のないt検定」を行います．2群が同じ対象者である場合，たとえば同じ対象者の状態を，ある介入前後で比較する場合は「対応のあるt検定」を行います．

間隔尺度・比率尺度でもそれらが正規分布をとっていない場合と順序尺度の場合は，ノンパラメト

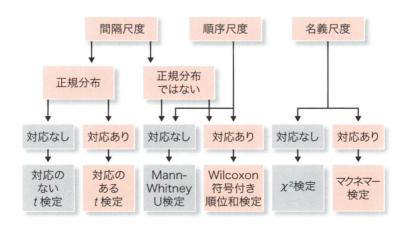

図2 2群の比較

リックテスト（表6）を行います．対応がない2群を比較する場合はMann-Whitney U検定，対応がある2群を比較する場合はWilcoxon singed rank（符号付き順位和）検定です．

名義尺度の場合は，対応がなければχ^2（カイ二乗）検定，対応があればマクネマー検定を行います．

②3群以上を比較する場合（図3）

正規分布をとっている間隔尺度・比率尺度で対応がない場合は，one-way factorial ANOVA（一元配置分散分析）を行います．

たとえば，A群・B群・C群の3群にどのような違いがあるかを明らかにしたい場合，A群とB群をt検定で比較し，B群とC群をt検定で比較し，C群とA群をt検定で比較して結果を得るという方法をとっている研究を見かけますが，そのように，検定を繰り返すと，1回のみ検定を行った場合より第一種過誤率が大きくなってしまいます．第一種過誤率とは，仮説の検定において「差がない」「効果がない」というような帰無仮説が実際は真であるにも

表5　パラメトリックテスト

検定内容	検定名	例
母集団の平均値との比較	one sample t検定（1サンプルのt検定）	20歳未満の母親の出産が新生児に与える影響を知りたい （独立変数：なし，従属変数：新生児の体重） 20歳未満の母親が出産する新生児の体重の平均値が全国平均と異なっているかどうかを検定する
独立した（対応のない）2群の比較	unpaired t検定（対応のない）	受動喫煙が子どもの呼吸器機能に与える影響を知りたい （独立変数：両親喫煙群・両親非喫煙群，従属変数：子どもの呼吸器機能） 両親が家庭内で喫煙する子どもと，両親共に喫煙しない同年齢の子どもの呼吸器機能の差を比較する
対応のある2群の比較	paired t検定（対応のある）	糖尿病の患者に指導を行い，効果を知りたい （独立変数：指導前・指導後の対応のある2群，従属変数：血糖値） 指導前と指導開始後4週間目の血糖値を測定し，比較する
独立した（対応のない）3群以上の比較	one-way factorial ANOVA（一元配置分散分析）	援助方法A・B・Cの3種類の効果を比較したい （独立変数：援助方法A実施群・B実施群・C実施群，従属変数：心拍数） それぞれの援助方法を別々の人に行って，実施後の心拍数を測定し，値の相違を比較する
対応のある3群以上の比較	one-way repeated-measures（反復測定一元配置分散分析）	あるトレーニングを実施し，実施前・実施1か月後・実施3か月後のテスト結果から効果を知りたい （独立変数：実施前・実施後1か月・実施後3か月の3群，従属変数：テストの点数） 同一人物にトレーニングを実施し，3回のテストの結果を比較する
2つのカテゴリ変数で分類される対応のない多群の比較	two-way factorial ANOVA（二元配置分散分析）	糖尿病患者に指導を行い，過去の経験による差を知りたい （独立変数：カテゴリ1の3群，カテゴリ2の2群，従属変数：血糖値） カテゴリ1：指導方法A・B・C カテゴリ2：過去に指導を受けた者，初めて指導を受ける者
2つのカテゴリ変数で分類される対応のある多群の比較	two-way repeated-measures ANOVA（反復測定二元配置分散分析）	2種類のトレーニングの経時的効果を知りたい （独立変数：2種類のトレーニング法を実施した2群，4回のタイムポイント，従属変数：テストの点数） 患者を無作為に2群に分け，2種類のトレーニングを4か月実施し，開始前，トレーニング中1か月ごとにテストを行って比較する

かかわらず，帰無仮説を偽として棄却してしまう誤りを起こす確率のことで，**有意水準**ともいいます．

有意水準（危険率）を5％とすると，有意差がない確率は$(1-0.05)$となります．3つの組み合わせすべてで有意差が出ない確率は$(1-0.05)×(1-0.05)×(1-0.05)$，逆に有意差が出る確率は$1-(1-0.05)^3 = 0.142$となり，有意水準があまくなってしまいます．

そこで，まず，一元配置分散分析を行って3群の間に違いがあるかを見出します．有意差が認められた場合，3群に違いがあることが示されたということになります．しかし，どの群とどの群の間に差が

表6　ノンパラメトリックテスト

検定内容	検定名	例
独立した（対応のない）2群の比較	Mann-Whitney U 検定	同じ疾患で，2つの病院による入院日数に違いがあるかを知りたい （独立変数：病院，従属変数：在院日数） 2つの病院の在院日数を比較する
対応のある2群の比較	Wilcoxon singed rank 検定	2種類の援助方法の効果を知りたい （独立変数：2種類の援助方法，従属変数：症状のスコア） 2種類の援助方法を左右の上肢にそれぞれ行い，症状をスコアで評価して比較する
独立した（対応のない）3群以上の比較	Kruskal-Wallis検定	4種類の援助方法の効果を知りたい （独立変数：4種類の援助方法，従属変数：症状スコア） 4群にそれぞれ別の援助方法を実施し，症状を4段階で評価し，比較する
対応のある3群以上の比較	Friedman検定	介入による症状への影響を知りたい （独立変数：測定時刻，従属変数：症状のスコア） 介入前，介入後15分，30分，1時間後の症状をスコアで評価して比較する
2つのカテゴリ変数の間に関係がない	χ^2 検定	看護師の経験年数が判断に影響するか知りたい 経験年数3年未満と，3年以上の人に分け，さらにそれぞれの中を正しい判断をしたかどうかに分けて，比較する

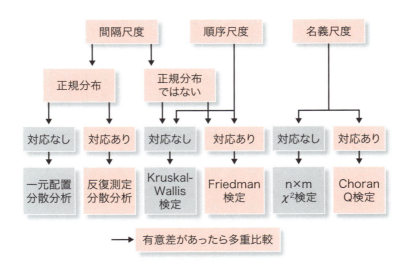

図3　3群以上の比較

あるのかまでは示されていません．そこで，多重比較を行います．一元配置分散分析に引き続いて行う多重比較法にはFisherのPLSD法，Scheffe法，Games/Howell法があります．また，一元配置分散分析で有意差が認められなくても，あらかじめ着目すべき2群がある場合は，一元配置分散分析を行わず，初めから多重比較であるTukey-Kramer法，Bonferroni法，Dunnett法を用いると有意差が認められることもあります．

どの方法を使うかは，分析法の解説書（永田らの「統計的多重比較法の基礎」[1]など）を読んで決めましょう．

対応がある3群以上の比較はone-way repeated-measures（反復測定一元配置分散分析）を行います．

正規分布をとらない間隔尺度・比率尺度と順序尺度で，対応がある場合はKruskal-Wallis検定，対応がない場合はFriedman検定を行います．ただし，各群とも少なくても10以上の標本数が必要だといわれています．こちらも，有意差があれば，多重比較を行います．Steel法，Steel-Dwass法，Shirley-Williams法があります．また，Bonferroni法を用いてもかまわないとされています．

名義尺度の場合は，対応がなければ$m \times n$のχ^2検定，対応がある場合はChochranのQ検定を行います．

ズバリ！お悩み解決法

統計的手法の選択は難しいので，どの解析方法を使えばいいか，また使う場合の前提条件は何かを解説書を使って確認するか，適任者に相談することをお勧めします．統計ソフトの使用方法，分析の手順はYouTubeなどの動画サイトでも解説されているので，参考にしてみましょう．

---

1) 永田靖，吉田道弘：統計的多重比較法の基礎．サイエンティスト社，1997．

MEMO

22 質的研究の場合 〜分析ってどうやるの？

初めて研究する人の困りごと22

「量的研究」の分析とは，どう違うの？
次のようなことはありませんか？

- 質的研究は「人」を対象にすることが多い
- 研究の焦点が広範囲で，主観を追求する（個を理解する）ためのものである
- 質的研究にもさまざまな方法論がある

以上をポイントに読み進めていきましょう．

質的研究の分析って何？

■ 質的研究の対象

前述したとおり，質的研究の対象は，量的研究とは異なり，「個」である「人」にあることが多く，ある体験をしている人であったり，ある地域に住む人であったりします．データの種類が数／数値ではなく，文字や写真のように，数値ではないものを扱うものが質的研究です．

その中でも，「人の経験とは固有のものであり，個に注目する」タイプと，「人の経験には類似した共通の体験がある，ある事象のもとでは，同じような体験をすることに注目する」タイプとがあります．もちろん，個人の経験をより重視するかどうかという違いであり，量的研究に比べれば，いずれも個である人を重視して，数多くの集団を扱わないという点では共通です．

前者には，1事例ずつを丹念にまとめ上げる**事例研究**，**ライフヒストリー（ライフストーリー）**，**現象学**（現象学の中でも構造化ではなく記述を目的とするものに限る）などがあり，後者には，**KJ法**，**グラウンデッド・セオリー・アプローチ（GTA）**，**内容分析法**などが含まれます．後述しますが，このうち内容分析法では，数値を扱い複雑な数の分析をするものがありますし，現象学でも構造化していくものもありますので，厳密に二分されるわけではありません．

対象数は，現象学に代表されるように比較的少数のものと，30名程度を扱う比較的多数のものとがあります．

■ 質的研究の問い

量的研究との違いは，研究の焦点が広範でホリスティックであり，主観を追究しようとします．人の体験の意味を探究したり，発見を求めたり，人を理解しようとするための知識基盤を持っています．理

論に基づいて研究するのではなく，理論自体を構築しようとします．構造化された質問を人に投げかけるのではなく，人から言葉によって語ってもらうことを通して，個を解釈し，理解し，探究していくものです（表7）．

このような現象の理解を探究する質的研究には，実はかなり多くの研究の問いがあり，多くの種類があります．

■ 研究手法

このように種類が分かれる背景には，探究しようとする研究疑問（リサーチクエスチョン）の違いがあります．

研究疑問が厳密に明確になる前に研究自体がス

表7　量的研究と質的研究の特性：バーンズ&グローブ（2007）

特性	量的研究	質的研究
焦点	簡潔，客観，還元的	広範，主観，ホリスティック
推論	論理的，演繹的	弁証法的，帰納法的
知識の基礎	因果関係	意味，発見，理解
理論的関心	検証理論	構築理論
研究者の介入	コントロール	解釈の共有
測定法	構造化面接，質問票，観察，スケール，生理学的測定用具	非構造化面接および観察
データ	数値	言葉
分析	統計解析	個別解釈
治験	一般化，理論的命題の採用もしくは棄却	ユニークさ，動的，現象の理解，新理論

表8　質的研究に用いられる研究方法の概観

学問	領域	研究の伝統	研究の領域
人類学	文化	エスノグラフィー エスノサイエンス（認知人類学）	文化についての全体的視点 ある文化の価値や信念，慣習についての記述と解釈 文化の認知世界，文化が共有している意味や意味論的規則についてマッピング
心理学 哲学	生きられた経験	現象学・解釈学	生活世界（life world）における個人の経験 個人の経験の解釈と意味 自称や体験の意味についての記述
心理学	行動と事象	行動学 生態学的心理学	自然の文脈において時間経過とともに観察される行動 環境によって影響される行動
社会学	社会環境	修正グラウンデッド・セオリー グラウンデッド・セオリー エスノメソドロジー シンボリック相互作用論	社会環境における社会的構造的プロセス 社会環境において合意が達成される仕方 人々が社会的相互作用を理解する仕方 データに基づく理論開発，理論開発を導く概念の生成（経験の変化，プロセスについての理論構築）
心理学 社会学 政治	コミュニケーション	内容分析	コミュニケーション・メッセージの諸特性を客観的，体系的，数量的に記述 （Berelson, B, 1952；Krippendorff, K, 1980）
文化人類学		KJ法	アイディアを作り出す方法（川喜多二郎が考案）
社会科学 政策科学	事例	事例研究	1事例または複数事例の深い分析
社会学	人，生活，人生経験	ライフストーリー	人の生涯に視点を置き経験世界を描き出す
社会言語学	人間のコミュニケーション	会話分析	歴史的出来事の記述と解釈
歴史学	過去の行動，出来事，状況	歴史的分析	

タートし，フィールドでの探索の途中で，どのような研究手法をとるか，分析視点は何であるかが明確になっていくということがよく起こります．

全体的特徴として，①デザインをあらかじめ特定することはない，②柔軟性をもって事前計画を綿密に練る，③一度研究に着手してから生じうる，判断をせまられるさまざまな偶発的事態を想定して計画を行う[1]，ということがあります．

質的研究の背景となる学問領域の違いを表8で示します．また，共通する研究手法をまとめておきます（表9）[2]．

■ 分析の作業

分析作業では，量的研究と質的研究では手順が異なります（表10）．

質的研究法に従って収集されたデータは，文字や，写真で描かれた言葉やコミュニケーション，規則性，テキスト，行為の記述です．研究の問いも数十種類ありますが，何を目の前にあるデータから産生しようとしたかを，分析の前に今一度思い起こしておきましょう（表11）．

次項からは，臨床から発表されている研究で多いと思われる，主な質的方法の分析法を取り上げて，特徴を述べながら，手順を示していきます．

A 内容分析法

■ 内容分析法とは

内容分析法については，ベレルソン（Berelson, B），クリッペンドルフ（Krippendorff, K），ジャニス（Janis, NL），ガールナー（Garbner, G），ストーン（Stone, PJ），ホルチ（Holsti, OR）などの理論家が知られ，具体的な方法を示しています．

ベレルソンとクリッペンドルフが特に用いられて

表9 共通する研究手法

- さまざまなデータ収集方略を合わせたものが多い（観察，面接など複数のデータ収集方略をとる）．
- 柔軟で順応性がありデータ収集の過程で知りえたことに順応できる（データ収集の過程で生じる現象に対応する）．
- 全体的・ホリスティックな傾向があり包括的な理解を目指そうとする（理解することを目指す）．
- 研究者の深い関与が求められるため特定のフィールドにきわめて長い期間とどまることが多い．
- 研究者自身が研究の道具となることが求められる．継続的に分析しながらあとに続く方略を立て，いつフィールドワークを終えるかを判断することが求められる．

表10 分析手順の概観

量的データ	質的データ
データの最初の処理	データの起こし
記述統計の算定	データを繰り返し読む
度数分布	分析方法に見合った手順へ
代表値：平均値，中央地，最頻値	と進める
仮説の検定	データを見る哲学的背景，学問的背景，手順に沿う
平均値の差の検定	客観化へのステップを踏む
χ二乗検定	スーパーバイズを受ける
有意差	対象者に確認する
変数と変数の関係	更なるデータ収集
図表化	記述

表11 データ分析

列挙計数型	繰り返し現れる一定の特徴を類型化するデータ収集の完了した記録，資料の分析，内容分析
調査究明型	表面的な言葉やその他の明示的なものに隠されている事柄を暴き出すデータ収集の完了した記録，資料の分析
反復型	面接や観察によって得られたデータを分析し，さらにフィールドでデータに切り込んでいくグラウンデッド・セオリー，現象学，エスノグラフィー，ケーススタディ
主観型	フェミニストアプローチ，自分の体験の分析

注目すべき相違点：研究者の立場，収集されたデータのタイプ（一次データか否か），解釈におけるアプローチの違い

いる件数が多いように思いますが，方法を具体的に示していることや翻訳書があるので，臨床のデータをまとめようとするときに用いやすいのかもしれません．

<定義>
・表明されたコミュニケーション内容を客観的，体系的，かつ数量的に記述するための調査技法（Berelson, 1952）[3]
・データをもとにそこからそれが組み込まれた文脈に対して再現可能でかつ妥当な推論を行うための調査技法（Krippendorff, 1980）[4]

この2つの方法は，文脈や，テキストの区切り方，その後の数量化への分析への進め方，推論において違いがあります．内容分析法を用いるときには，どの，あるいは誰の分析方法を用いたのか，あるいはどのような手順で実際に分析したかを示していくことが必要です．

内容分析の対象については，ベレルソンは，表明された言語的コミュニケーションの内容ですが，その他の理論家は，メッセージ，記述データあるいはテキストとしています．

■ 内容分析で明らかになること
①科学的に学術的に，客観的にデータを分析して，対象の言葉（テキスト）に含まれる本質あるいは特徴を見ることができる．
②自由回答文から，個人や集団の考え方を抽出することができる
③コンピュータを使って大量のデータを扱うことができ，かつ分析することができる

このような内容分析の特性から，たとえば，患者満足度調査や，看護記録のデータベースの構築などで，コミュニケーションの分析，対象の文体や考えの特徴などを明らかにするときに，内容分析が用いられます．

豆知識・一口メモ

質的研究法

質的研究は，自然主義のパラダイムによって探究する方法であり，現実の中にある複雑に構成された現象を全体的にとらえていきます．研究者は，現象の中に入り込み，その中にいる人と相互に関係しあい，切り離すことができない個を重視し，時間や，文脈によって縛られ，現象の中にある言葉やコミュニケーションの特徴，規則性の発見，テキストや行為の意味の理解を創造します．

質的研究は，概念を生み出すような帰納的な構造を探る手法もありますが，これに並んで質的研究のもう1つの探究の仕方として，人の主観や体験自体を記述しようとする質的研究の流れもあります．前者には，KJ法や内容分析，グラウンデッド・セオリーのように，コードやカテゴリーといった形を作り出していくようなものが含まれ，後者では，現象学やエスノグラフィ，あるいは事例研究のような個別の質的な記述を重視する方法が含まれています．もちろん1つひとつの手法はかなり異なっていますし，研究における問いもその手法を分類すると20種類くらいまでありますので，一塊にまとめられるものではありません．量的研究に対して質的研究というまとまりがあると考えてもいいかもしれません．

また，クリッペンドルフは，数を扱うところまで推論を進めることが他の質的方法にはない特徴で，看護以外の分野では，数量化研究のような解析も行っているものが公表されています．

■ 記録単位

ベレルソンもクリッペンドルフも現象からデータを切り出す方法については言及していません．その後の手順として，ベレルソンは，

①記述全体を文脈単位とする
②1内容を1項目として含むセンテンスを記録単位とする
③個々の記録単位を意味内容の類似性に基づき，分類し，命名する
としています．

クリッペンドルフは，記録単位を一定にして，記載する必要性を述べています．文単位，単語単位のような記録の一貫性を求めています．

■ 内容分析の手順

①分析対象の決定：分析対象となるデータをテキスト化（文字データに起こす）する
②分析する単位の決定：記録単位の決定（何を記録単位とするか），文脈単位の決定（どのくらいの文脈の単位で文脈を概観するか）
③記述の分類と記録単位の産出：逐語録に基づいてその記述の類似性に従って分類する．同時に記録単位を算出する．数量化された後は，統計処理が可能となる．
④解析結果の表示：頻度，分布，主成分分析，数量化解析，クラスター分析などを行う．
⑤分類された集合体のネーミング
⑥信頼性の検討：スコットの式を用いる

ベレルソンは，内容分析を精密にしようとしてはいけないとしていますが，いくつかの場合に数量化が加えられると説明しています．たとえば，高度の正確さと精密さが結果に要求される場合，結果の高度の客観性が要求される場合，分析材料が極度に多量である場合，分析対象が大量である場合，カテゴリーが高度の明細化が可能であり望ましい場合，カテゴリーがかなり高い頻度で出現するような場合です．

■ 研究の結果の特徴

カテゴリーが記述され，全体的な記述内容の特徴を知ることができます．

推定および数量の算定が行われた場合は，カテゴリーの頻度が表形式で算定され．分布が示されます．

大量データの場合はさらなる数量化分析が加えられ，解析によって客観性が示されます．

B. KJ法

■ KJ法とは

文化人類学者の川喜田二郎（1967）が考案した研究法で，心理学，看護学，教育学の分野で質的データの分析方法として主に使用されています．「続・発想法」（川喜田，1970）[5]によると，人間形成，カウンセリング，グループ学習，コミュニケーションの活性化などに生かせるといわれており，新たなアイディアや仮説を生成することができることが特徴で，学修や教育の中にある現象の記述や量的研究の補足などで用いられます．

■ KJ法で明らかになること

KJ法では，発想が中心にあるので，アイディアに詰まったとき，困ったときに「ひねり出す」という感覚で効率よく頭の中に描いていることを可視化することができます．また，付箋やカードを用いてグループ化する作業を通して論理的思考，ロジカルシンキングによってアイディアを組み立てるので，組み立てられたアイディアはロジックが破綻しにくく，より説得性が高まるとされています．

付箋やカードを用意する作業の手間は，現在ではコンピュータソフトやアプリケーションなどのツールを使うこともできます．

■ KJ法の手順

＜狭義のKJ法＞
ラベルづくり
1枚のラベルに記載されるデータ内容（「志」）が1つになるように，素材となるデータラベルに記入する．

グループ編成
（セット数が10束以内になるまで以下の作業を繰り返す

- ラベル拡げ：ランダムな順序でラベルをたてよこにして自分の前に広げる
- ラベル集め：すべてのラベルを何らかの順序で読み通し，同類の「志」をもっているものをセットにして近くに置く．セットにならない「一匹狼」が残ってもよい．
- 表札作り：できたセットに含まれるラベル全体の「志」を短文で表現した表札を作り，セットを束ねる．

A型図解化
- 空間配置：グループ編成でできたセットの意味の相互関係を示すような配置で，市場に並べた後，セットに含まれる表札やラベルを次元の高い束から順に展開していく．
- 図解化：空間配置でできた配置のとおりにもとラベルを貼り付け，各ラベルがどのセットに含まれていたかがわかるように「島どり」をし，「島」と「島」との間の関連を書き込む．

B型叙述化
図解化によってわかったことを文章化または口頭発表もしくは両方を併用し，ストーリーとしてまとめる．

<グループKJ法の手順>
上記の一部を次のような手順で行います
- ラベル拡げ・ラベル配り：分析者全員にほぼ同数の元ラベルをランダムに配る．
- 内容の消化：分析者はそれぞれ受け取った元ラベルの意味内容を的確につかむ．わからない場合は全員で疑問をただす．
- 土俵づくり：以後の共同作業に使用する大きな紙を用意する．
- ラベル集め：分析者の「親」が手持ちのラベルから1枚を読み上げ，「土俵」に置くと同時に，この「親札」の「志」に近いラベルをもっている他のメンバーが「つけ札」として土俵に加え，全員で可否を話し合う．

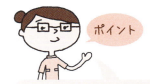

ポイント

実際に練習でやってみるときは，あるテーマを決めて，①アイディアの書き出しからスタートし，②アイディアの分類，③表札をつける，④分類を可視化する，⑤アイディアをまとめるという手順でやってみましょう．

アイディアの書き出し部分は，他のデータがあるならば，それを分析対象としていきます．

C. グラウンデッド・セオリー

■ グラウンデッド・セオリーとは

グラウンデッド・セオリーは，複雑な，まだ十分に説明できない現実の中にあるプロセス，構成要素，用いられる戦略のような現象を記述し，分析し，その中核にあるものを見極めようとする研究方法です．

この方法は，研究者が理解したいと思う社会の中にある状況に対して，そのフィールドに入って，比較的長い時間とどまり，その状況に含まれる中心概念を見いだし，現象を解明する目的で行われます．方法としては，参加観察や，インタビューを用いてデータを記述し，現象のプロセスや構成要素について理解できる形にして概念のモデルを構成し，説明していきます．

■ グラウンデッド・セオリーの背景

グラウンデッド・セオリーは，グレイザー（Glaser, BG）とストラウス（Strauss, AL）という二人の社会学者によって生み出されました．

この方法の独自性は，それまで多くの社会学者が

行っていたようなグランドセオリー（大理論）を使って，社会の現象を理論から現象に当てはめる演繹的な方向で探究されていた流れに対して，社会の現象がそうした演繹的な方法で説明しきれるのかという疑問のもとに行われました．そして，彼らは長い間フィールドに入り，フィールドで生じている「人と人の相互作用」に焦点を当て，その相互作用に大きく影響を与えるものを見いだすという，帰納的な，現象から理論を産生する研究方法を生み出しました．

■ グラウンデッド・セオリーで明らかになるもの

産生されるものは，研究が行われようとする領域で，未だ解明されていない，説明されていない「現象の理解」です．そのために，すでに概念化され，演繹的にその理論活用ができるものには適用されません．そして，現象の説明は，その領域を知る人にとって十分に納得できるようなものであり，その領域にいる素人，たとえば住民や患者などにとっても理解可能な説明である必要があります．

研究者は，フィールドでの相互作用を通して共同してその現象について生成する立場をとり，得られたフィールドノートや語られたデータは，それ自体が「相互作用のシンボル」のような性質を持っています．それに的確で象徴できる名前を付け，構成を示していくことが，「現象の理解」を深めることへとつながります．

■ グラウンデッド・セオリーの手順

グラウンデッド・セオリーの手順では，特徴的な分析過程は，「コーディング」と呼ばれるステップで説明されます．

細分化すると，オープンコーディング，カテゴリーの生成，継続的比較分析，理論的サンプリング，カテゴリーの洗練，コアカテゴリーの選定の順に沿って進めます．

①オープンコーディング

最初の段階の作業目的は，インタビューの逐語録や参加観察によるフィールドノートをすべて文字に起こして（データ化），繰り返し読み込み，書かれていることを忠実に把握することです．

具体的な作業としては，まず，すべてのデータの行間に空の行を入れ，コーディングのためにスペースを空けます．

そのやり方は多少変えて，右にスペースをとってもいいです．

空いた行にはテーマに関する重要な内容をコピーして貼り付けていきます．このときデータのどの部分からの抜粋かがわかるように行にID番号を付け，コピーした内容の冒頭にもデータと同じ番号を振っておきます．できるだけそのままの言葉を活かして抜き出します．

オープンコーディングでは，できるだけ生き生きとデータを残していきます．内容を絞るというよりは，研究のテーマに関係するかもしれないと思うことはすべてコード化して後の分析につなげます．

②カテゴリーの生成

次に，オープンコーディングでコード化した行や内容を残し，データを消します．これで，コードだけの一覧が作成されます．

この作業で，テーマと全く関係ない内容や接続詞，語尾などが削られ，研究テーマについて対象者が何を語ったのか，どんな言葉を使ったのかが浮かび上がってきます．

それを何回も読み返し，言葉の断片だけでなく，その順序や前後の言葉を含めて研究対象者や現象が語っている物語を読み取ります．

同じ人が繰り返し語っているものや，異なる対象者からでも同じような内容で繰り返し現れ，出てくる言葉があれば，できるだけ研究対象者が用いた言葉を使い，自分以外の人にもわかってもらえるような名前をつけていきます．名前は短くてもかまわず，ときには対象者の語った短い言葉をそのまま使ってかまいません．これが「カテゴリー」です．

一度カテゴリーが生成されても，カテゴリーの表

現，抽象度の度合いに一貫性がないのが最初の状態です．それらを何回か繰り返し読んでみると，カテゴリーが類似しているものや1つのカテゴリーに別のカテゴリーが含まれているもの，相反する表現になっていて実は1つの同じカテゴリーではないかと考えられるものなど，さまざまなバリエーションで整理できることがわかります．それらの分類・整理・説明を繰り返すのです．

データからカテゴリーを生成することと，作り出したカテゴリーで現象を説明できるかということの，帰納的／演繹的な双方向の作業を繰り返すのです．そしてできるだけ客観性を確保できるよう，研究者によってカテゴリーの名前が異なってこないか，なぜそれが生じるのかなど結果への影響を検討しながら絶えず比較していきます．この比較を「継続的比較分析」といいます．

③理論的サンプリング

いわゆる研究対象を理論的に選択していく作業です．継続的比較分析を行っていく中で得られたカテゴリーが，研究者の背景によって影響をされてこないか，類似していないかを明らかにするために行います．

数量化研究では最初にどのような対象を選定するかを決めていきますが，グラウンデッド・セオリー・アプローチは，最初の段階ではどのようなカテゴリーが生成されるかは推定できません．そのためにデータのサンプリングのとり方によって結果に影響

豆知識・一口メモ

GTAの開発と発展

1960年代に米国のNIH（米国国立衛生研究所）の研究資金を得て，6年間にわたり「死と死にゆくこと」について研究し，その業績をまとめたものが，『Awareness of Dying』(Glaser and Strauss, 1965)です．日本語では『死のアウェアネス理論と看護』(1988)として翻訳されています．

この研究で用いられたクラウンデッド・セオリー・アプローチを開発した二人の学問的な背景があります．

ストラウスは，それまでの米国な社会問題を分析し，実践的に理解しようとするシカゴ学派と呼ばれる社会学の学派の流れを汲んでおり，シンボリック相互作用論を提唱したブルーマー(Blumer,H)もこの流れにあります．グレイザーは，コロンビア大学のエクスターナル・アプローチと呼ばれる科学的理論や概念もまた社会的に構成されているという立場をとっています．のちに二人は考え方の違いから異なる研究を指向します

が，この方法自体はその後に社会学をはじめとする他の学問分野でも発展的に用いられるようになりました．

現実は，日々の営みがあり，複雑にそこにあります．生じている現象を理解しようとし，主体的に関与していくためには，その現象に入り，分析の早い段階で軸になっているものを見いだし，その成立の背景を繰り返し分析していく作業を行うことが必要です．こうした帰納的な方法は，今では頻繁に用いられて，あたり前に方法としての正当性を確保してきましたが，演繹的方法や数量化研究がより高い評価を受ける傾向は今でも残っています．たとえば，この方法の特徴は，分析の過程で，場に臨機応変に対応し，判断や見立てを繰り返し行うことですが，そのような，繰り返しの作業を行いながら現象を理解していこうとすることだけで研究といえるのかといった議論は，数量化研究こそがデータの信憑性を示すものだと考える研究者から見ると了解しにくいところなのかもしれません．

していないかを判断しながら進めることになります．

そして，対象者を選定し，データを加えてみても同じようなカテゴリーしか生成しない，分析をしつくした状態が，「理論的飽和」で，それ以上のデータの追加は新しいカテゴリーを示すことにならない状態です．そこまで対象を追加してカテゴリー構成の妥当性を導くのです．

④カテゴリーの洗練

理論的サンプリングを進めて，理論的飽和に至ると，新しいアイディアが浮かんでくることはないので，カテゴリー自体が列挙されている状態になります．そこで，次にはカテゴリーの洗練を進めます．

この段階では，それぞれのカテゴリーの前提となる要素や，背景となる要因を明らかにしていきます．

要素の中心にある概念を明確にする「軸足コーディング」，さらにそれに影響していく概念を切り分けて関連付ける「選択的コーディング」など，この作業はまるで関連図を見ていくような作業です．

⑤コアカテゴリーの選定

コアカテゴリーとは，すべてのカテゴリーに関連し，研究の対象とした現象を説明でき，かつ中心となるカテゴリーです．

コアカテゴリーは，最初の作業の段階からカテゴリーの生成，理論的サンプリング，カテゴリーの洗練を経て1つのカテゴリーとして，あるいはカテゴリーの要素として抽出されます．帰納的に説明できるカテゴリーとして説明できるものといえます．

最後に，カテゴリーを定義していきます．カテゴリーの定義は，そのカテゴリーがどのような内容や意味を持つのか，下位に来るカテゴリーは何であるのか，あるいは，他のカテゴリーとどう関連するのかを示すものです．その説明によってカテゴリーの名称と合致した，理解可能なカテゴリーとして示されていきます．

D．現象学

■ 現象学とは

現象学は，哲学的な観点から，人間の経験やその世界を理解することを目指す探究の方法です．看護学は，人間とは何か，人の経験とは何か，また人が人を理解するとはどういうことかを日々の実践の中で探究する領域です．そのため看護師のケアには少なからず現象学的志向が前提にある領域ともいえます．

現象学とは何かを伝えることはとても難しいといわれていますが，筆者は，本質を探究するもので，本質を存在のうちに置き，人や人の世界が，そこにある事実からのみ了解されるととらえています．

Lived Experience（生きられた体験）の世界を記述し，経験の記述を通して本質を探るものとも言えます．

■ 現象学の背景（図4）

哲学が背景にあることで，現象学で用いる用語が難しいと感じられる向きもありますが，この探究方法はとても発展的に現在も進められてきています．

現象学は，フッサールに始まるといわれていますが，言葉としてはそれ以前のカントやヘーゲルの時代から記載があります．

フッサールの現象学は，デカルトによる心身の二元性（心；現象の世界と，体；物自体の世界が2つ

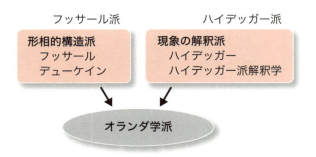

図4　現象学の背景

に分けられる）と，ヘーゲルの精神世界の理解が哲学的基盤になっています．

ヘーゲル，ニーチェ，ディルタイらによって築かれた後，学問的に基礎づけたのはフッサールで，1920年ごろにその基盤が築かれます．

現在，看護学でよく用いられている現象学はフッサールの「認識論」，ハイデッガーの「存在論」，メルロ＝ポンティの「身体論」，ガダマーの「理解」，リクールの「意志」など，さまざまな現象学の射程と看護の現象との射程を組み合わせて，現象それ自体を探るものです．

そのために，取り上げようとする現象が誰の現象学を拠り所とするのかが，とても重要な意味を持ちます．

フッサールは「認識とは何か」という主題を持ち，人の「主観」を手がかりに認識を説明しようとする立場で，後にフッサール派と呼ばれていきます．

ハイデッガーは，「認識」の前に「現存在」を置き，現象学的記述を「意味解釈」として捉え直そうとします．そのためにハイデッガーの現象学は，存在論（存在の現象学），あるいは現象学的解釈学とも呼ばれます．

フッサールはユダヤ人であり，この現象学の流れ（現象学運動）は，ドイツからオランダにわたりユトレヒト学派（オランダ学派）を形成，フランス（フランス現象学），アメリカ（デューケイン派）へと広がります．フランスでは実証主義と結びつき，米国ではプラグマティズムや構築主義と結びつきながら，現在も進化しています．

そして，現象学は，解釈学的現象学から，人間科学を探究する多くの分野に波及し，コレイジが現象学的心理学を，シュッツが現象学的社会学を導き，さらに精神医学や教育学，グラウンデッド・セオリーのような流れと合流していきます．

■ 現象学で明らかになるもの

現象学では，「○○とはどういうことか」という問いを改めて問いなおすアプローチです．また，今まで理解されていなかった（探究されてこなかった）人の経験の中のある本質を探ろうとします．人の経験に目を向け，焦点を当てて「問い」を置くことで，人を深く理解しようとします．存在する人の周辺にある現象を理解しようともします．
明らかにしたい「問い」それ自体が研究の結果として産生されてきます．

■ 現象学の手順

ここでは，ジオルジ，コレイジのアプローチ法を記載します（表12）．

ジオルジは心理学を科学的に探究するために，フッサールの哲学的現象学と人間科学としての疑問と心理学を統合しようとし，科学的心理学を探究した人です．

コレイジは，理論と人間の経験との乖離を乗り越えるために現象学的心理学を推奨しています．

ハイデッガーの視点での分析にはCrottyの5段階の分析，メルロ＝ポンティに基づく分析方法としてはMunhallによるアプローチがあります．それぞれの学派は，焦点とする問いがどの学問分野に依拠するものであるかにより開発されていることに注目していくとよいでしょう．

表12　現象学の手順

	ジオルジ	コレイジ
特徴	研究者が記述を心理学的な表現へ変換（トランスフォーム）していく．そして科学としての厳密性を示す証拠として，付録として論文に添付することを推奨する．	現象によって何が適切なのか，柔軟にとらえていこうとする．
	データを収集する． この際，語られる内容は参加者と研究者の言語能力に依存するため，ラポールを形成し，誘導せずに，生きられた経験を可能な限り語ってもらう．	インタビューする前に，自分がその現象に対して持っている前提を書きとっておき，現象学的な問いを練る．この記述が対象を決めていくことになり，対象とのコミュニケーションの深まりを形成する．
分析手順	1．全体の意味を探しながら読む． 　述べている内容の全体を理解するようにして読む．現象学的科学的還元をして内側から，その参加者に入り込むようにして読む．そうすることで，参加者の語る生活世界の志向を，見極める．この段階では全体的な意味をつかむことに専念し，言及しない． 2．意味単位の決定 　テクストにマークを付ける．意味の変化したところで区切り分けていく．区切りの量は気にせず分ける（2ページくらいになることもある）．またこの単位は厳密である必要はなく，人によって違うところで区切ることもある．このときも現象学的還元の態度を心がけ，心理学的に感受性のある視点を保ち続ける．そして探究していく特定の現象に心をとどめる． 3．参加者の自然的態度の表現を現象学的心理学に感受性のある表現へと変換させていき，統合する．生活世界について述べていることの心理学的な意味をとらえ，研究者の学問的な視点で，どう表現するかを考えながら，意味単位ごとに変換する． 　この段階ではデータをある程度一般化しようと試みる．それによって，参加者から得られたデータを構造のある塊として統合する方向へとつなげる	1．対象者を感じ取り，意味をつかみ取るために対象者のいったプロトコールをすべて読む． 2．それぞれのプロトコールに戻って，研究している現象に直接関係するフレーズや文章を抽出する． 3．重要な文章の意味をすべて書き出す．この段階では，創造的な洞察が重要となり，さまざまなコンテクストと地平に隠されている意味をも発見し浮かび上がらせなければならない． 4．その手続きを繰り返し，形になった意味を整理し，テーマのまとまりにする． 　そのテーマを検証するために，元の原稿に戻って照合する． 　この段階で，研究者はまとまりの間やまとまりの中にある矛盾に気付くことがあるが，曖昧で寛容であってよい． 5．ここまでの作業をもとに，トピックの記述を網羅的に行っていく 6．できる限りその基本的な構造を明確化した文章として，現象の網羅的な記述を組み立てていく 7．最終段階で，それぞれの対象者に結果を返し確認する．

1) Polit DF, Beck CT : Nursing Research: Principles and Methods. Lippincott Williams and Wilkins; 7th Revised ed., 2003.
2) Polit DF, Beck CT 著／近藤　潤子訳：看護研究 第2版—原理と方法．医学書院，2010．
3) Berelson B 著／稲葉三千男・金圭煥譯訳：内容分析法．みすず書房，1957．
4) Krippendorff K 著／三上　俊治・他訳：メッセージ分析の技法—「内容分析法」への招待．勁草書房，1989．
5) 川喜田二郎：続・発想法．中央公論社，1970．
6) Grove SK, Burns N: Understanding Nursing Research, Fourth edition, WB Saunders. 2007.
7) Grove SK, Burns N 著／黒田裕子・中木高夫・逸見功監訳：バーンズ&グローブ看護研究入門 原著第7版．エルゼビア・ジャパン，2015．
8) Uwe Flick 著／小田　博志・他訳：質的研究入門—"人間の科学"のための方法論．春秋社，2011．

> **まとめ** 4. 分析

- 分析は質的研究・量的研究ではどうやって進める？
- データ分析の手順を，おおよそ説明できますか？
- データ分析の客観性はどのようにして担保する？

量的研究

- 日頃の疑問やこだわりによって導かれたものですか？
- 人に伝わるくらいはっきりとわかりやすくテーマが表現できていますか？

❶ 量的データは最初にクリーニングし，分析しやすいように加工する．
❷ 記述統計は，基本的にデータ全体の傾向を見るために必ず必要になる．
❸ 膨大なデータが的確に収集されていれば，いくつもの解析をすることができる．
❹ 量的データ分析の客観性は，信頼性・妥当性の検証などで担保される．

質的研究

❶ 質的データは，文字に起こされたり映像化されたりして，繰り返し読み込み，記述されたデータの概観をつかむことから始まる．
❷ 質的記述的研究・質的帰納的研究では，学問背景や，研究参加者数，フィールド，読み込むテーマ，データの解釈や手順などが違う．
❸ 質的研究のデータの客観性は，解釈結果の確認や質的研究者からの評価などによって担保されることが必要になる．

5 事例研究

23 事例を研究することってできるの？

初めて研究する人の困りごと23

事例研究は，1つの事例でも詳細に探求していけば，立派な研究となります．
以下のようなことはありませんか？

- 事例報告，事例検討になっている
- どんな事例を取り上げればいいのかわからない
- どのように分析したらよいかわからない

ここでのカギは「生じている事象を明らかにすること」です．

とりあえず事例をまとめればいいのかな…

事例研究は，看護研究用語事典[1]において「ある大きな集団を代表していると思われる事例，あるいはその集団とは全く異なっているように思われる事例を少数選んで，1人の対象あるいは1つの研究単位を集中的に詳細に調べる研究法である」と記されています．また，Yin[2]は「経験的探索であり，特に現象と文脈の境界が明確でない場合に，その文脈で起こる現在の現象を研究する」ことと定義しています．

さらに，Yinは，研究疑問が「どのように」，「なぜ」で，現在の事象に焦点があたっている場合に用いるとしています（表1）．現在生じているBという事象が「どのように生じたのか」，「働きかけによりどのようになったか」，「なぜそうなったのか」を明らかにしたい場合で，さらに，関連する行動がコントロールできない場合に用いられることを示しています．

表1　研究疑問と研究デザイン

デザイン	研究疑問	事象に対する制御	事象への焦点化
実験	どのように，なぜ	可能	現在
調査	だれが，何が，どこで，どれほど	不可能	現在
資料の分析	だれが，何が，どこで，どれほど	不可能	現在／過去
歴史	どのように，なぜ	不可能	過去
事例	どのように，なぜ	不可能	現在

（近藤公彦訳：新装版　ケース・スタディの方法　第2版．千倉書房，2011，p7より）

「とてもいいケースだったからまとめて発表しよう！」と思いつきで患者に関する情報を整理するのではなく，研究計画を立ててから意図的にデータを収集していくことが必要です．後から情報をまとめる場合は，事例報告や事例検討となります．

ズバリ！お悩み解決法

患者さんの不安の軽減をするために，どのような対応を行うとよいのかを明らかにしたいとき，誰に対しても１つの方法を全く同じように行うことはできません．患者さんが示す状態や働きかけに対する反応は一人ひとり異なるため，看護者の対応を統制することができないのです．そのような場合は，患者さんの反応と看護者の対応，その結果どうなったかを複数事例で観察し，共通項を見出していくという分析を行います．対応の結果である不安状態の変化に関しては，尺度を用いて把握することができるので，事例研究は，すべてが質的研究というわけではありません．

■「探求」「記述」「説明」

事例研究は，「探求」「記述」「説明」の３つの目的に用いることになります．

探求的な研究は，介入によって明確な単一の結果とならない場合に，その状況を探索します．介入により不安が軽減する，というような明確な結果が予測されない場合に行います．

A→？（Aという介入を行っても，どうなるか不明）

多くの看護介入は，対象者の問題（課題）を解決するために，あるいは介入によりある状態になることを目指して援助を行うので，介入の結果が全く予測できないということはないと思います．しかし，たとえば，退院支援を行ったことによりどうなるかについては，患者・家族，家庭，社会的状況がそれぞれ異なるため，ある程度決められた方法で介入したとしても，介入した結果はそれぞれ異なってきます．ただし，結果を狭い範囲でとらえるなら，たとえば，介入方法やその結果について満足しているかどうかということに焦点を絞るなら，量的に把握することはできます．

記述的な研究は，介入および介入により生じた状態を記述したり，注目されている話題や事柄を記述的に表したりする場合に行います．

？→？（介入も結果も対象者により異なり，明確になっていない）

前述の退院支援が，対象者の状態に合わせて対応するものなら，介入も結果も一定ではないので，どのような介入により対象者がどうなったか，変化していく経過を記述することになります．

説明的な研究は，複雑な因果的な結びつきを説明する場合に行います．原因がいろいろ複雑に絡んで今の状況になっている場合，それを説明するのです．

■ 事例研究の分析方法

また，臨床心理の分野では，表2のような方法が

表2　事例研究の方法

研究法	研究疑問
成果指向研究	介入方法が効果的であったかどうか
理論指向研究	既存の理論をテストし，「よりよいものにするためにはどうしたらよいか」，「新しい理論を構築する際に事例から得られたデータをどのように活用できるか」
実践指向研究	「どのような介入計画や介入がよい結果をもたらしたのか」，「対象者に合わせてどのように計画を修正していったのか」
体験・ナラティブ指向研究	「事例の当事者や援助者がどのような体験をしたのか」，「どのような意味があったのか」

紹介されています[3]．

研究対象とする事例数は，1事例または複数事例の2通りがあります．理論に基づく命題が正しいかどうかどうかを確認するとき，極端な事例やユニークな事例を分析するとき，これまでに報告されていない新しいケースを分析するときは1事例でかまいません．結果を一般化したり理論を構築したりする場合は，複数事例を研究対象とします．だいたい6～10例を取り扱います．

分析方法に確固たるものはありません．Yinは主要な分析方法として，「パターン適合」，「説明構築」，「時系列分析」，「論理的モデル」，「ケース間分析の合成」の5つを示しています．

「パターン適合」は，事例から見出されたパターンとデータ収集前に予測したパターンとを比較する方法です．「説明構築」は，現象に関する因果的結びつきがどのようになっているか分析するものです．「時系列的分析」は，介入により生じた状態をデータとして収集し，時系列で整理して，変化の性質・程度・持続性を分析します．「論理的モデル」は，期間内に生じた出来事あるいはイベントの複雑な連鎖を分析するものです．「ケース間分析の合成」は，少なくとも2事例以上の複数事例の結果を結びつけるものです．1事例の結果からわかったことを次の事例に当てはめるのではなく，複数の被験者を用いて実験研究を行うのと同じように，それぞれの分析結果を最後にまとめます．

分析結果の妥当性を図るには，分析結果を当事者や関係者にレビューしてもらい，必要に応じ修正します．

論文は，緒言，研究目的，研究方法，事例紹介，結果，考察，結論という構成で作成します．

---

1) ベセル・アン・パワーズ，トーマス R. ナップ著／内海 滉訳：看護研究用語事典．pp74-76, 医学書院，1994.
2) Yin RK 著／近藤公彦訳：新装版　ケース・スタディの方法．第2版，千倉書房，p18, 2011.
3) 野田亜由美：研究法としての事例研究　系統的事例研究という視点から．お茶の水女子大学心理臨床相談センター紀要，pp45-56, 2014.

MEMO

5 事例研究

24 実践報告と活動報告ってなに？

> **初めて研究する人の困りごと24**
>
> 学術雑誌の記事には，実践報告と活動報告という分類もあります．
> でも，次のようなことはありませんか？
>
> - 研究との違いがわからない
> - どのような項目で構成すればよいのかわからない
> - 報告をまとめる手続きがわからない
>
> ここでは実践報告と活動報告のそれぞれについて，記述すべき内容とポイントを紹介します．

■ 実践報告

実践報告は，日々の看護実践において試みたことに関して，その方法と結果を整理し，意味づけを行ったものです．それを共有するために学会で発表したり，学術誌や書籍に掲載します．したがって，焦点を当てる看護実践は新奇性のあること，ユニークなこと，あるいは何気なく行っていることでもそこに共有すべき意味を見出した場合などになると思われます．事例報告も実践報告に含まれます．

実践報告の構成は以下のとおりです．

①問題（課題）と目的

日頃の看護実践において問題や課題と感じていることを，理由とともに取り上げます．動機にあたる部分です．これは，患者・家族や自分たちが困っているというだけでなく，所属施設の変革，診療報酬の改定や医療・看護を取り巻く環境の変化などの社会情勢に呼応するということもあると思います．たとえば，交代制のフレキシブル化や診療看護師の導入などです．実践の企画には根拠が必要です．問題や課題の所在とともに，それに対応するための実践に関して文献を調べ，「何のために行うのか」，「それに取り組むことでどのような意義があるのか」を明確にしておくことが必要です．

②実践方法：対象と手続き

実践は「誰」を対象に，「どこで」，「何を用いて」，「どのように」行ったのかを具体的に記載します．実践報告は情報を共有する目的で発表するので，聴衆や読者が同じことを実行できるように記載することが必要です．また，実践を行った結果を評価するために，何を指標とするのかを明確に示します．指

標は，「何を目的に実践を行うのか」を踏まえ，目的を果たせたのかを評価できるようなものを選択します．質問紙やテストのように数量化できる指標もありますし，変化を行動の観察やインタビューによって得る場合や，生理的パラメータを用いることもあると思います．

③結果（経過）

得られた結果を図表で示し，それについて解説します．数量化できるものは，前（中）後のデータをグラフや表で示します．行動の観察やインタビューで得たデータは，経時的な表にすると変化を理解しやすいでしょう．

④考察

結果に基づき，議論を展開します．データを根拠にして論理的に実践の意味するところを主張します．「何のためにこの実践を行ったのか」という実践の目的を踏まえ，その目的を達成できたのか，それはどのようなことからいえるのか，ということを論じます．その際は，他の文献を用いると説得力が増します．

⑤今後の課題

実践に関して，今後の課題を述べます．一度で完璧な実践ができるわけはないので，今回の実践で何ができ（明らかになり），何ができなかった（不十分であった，明らかにできなかった）のか，どのようなことを追加・修正したらよいのかを述べます．

⑥倫理的配慮

実践報告においても倫理的配慮が必要です．個人のデータを用いる場合は，同意を得ること，個人が特定できないようにデータを処理することは必須です．所属施設の倫理審査を受けておきましょう．

■ 事例報告

構成は以下のとおりです．

①はじめに（緒言）

なぜ，このテーマに取り組んだのかを記載します．倫理的配慮についても記載します．

②事例紹介

テーマに関連したところを中心に，事例のデータを記載します．

③援助の実際

事例のアセスメント，取り上げた問題（課題），援助方法を記載します．

④援助の結果

実際にどのように援助し，その結果として事例からどのような反応が得られたのかを記載します．

⑤考察

得られた結果をもとに，援助の意味を考察します．

⑥おわりに（結論）

援助の結果と学び，今後の課題を簡潔にまとめます．

■「実践研究」，「実践型研究」との違い

看護の実践研究，実践型研究は，看護実践を基盤とした看護研究方法の1つと位置付けられ[1]，保健医療福祉ニーズに立脚した看護実践課題に目を向けること，実践改革を目指す継続的かつ発展的な取り組みを創生するものであるとしています．また，看護実践（型）研究のプロセスとして，①自施設・自部署の実態を把握して実践における課題を焦点化・明確化し，実践改革のための方策を考案・開発する，②方策を実施し，その結果を把握する，③取り組み

---

1) 黒江ゆり子：看護実践研究の意義と方法．看護研究，50(6)：520-526，2017．

の成果から方策が利用者ニーズを満たすものであるかを分析し，今後の課題を明確化する，という3つのプロセスをたどることが示されています．第三者が現場でデータを収集するのではなく，現場の看護職が実践を通して研究するのが看護実践（型）研究です．

研究は，実践により得たデータから，関係性（因果関係や相関関係）を解釈し，新しく得られた事実と今後の課題や方法の提案をするものです．研究は，一般化する（普遍性を追求する）ことを目指すので，より客観的で広範囲のデータを収集する必要があります．また，考察の内容が報告とは異なってきます．とはいえ，学会誌に掲載されている実践報告は，研究報告とするにはやや不足がある場合も含まれているので，見分けがつきにくいですね．

■ 活動報告

活動報告は，研究的な要素はもっていません．文字通り活動内容を報告するものです．学生のときはサークルや部活の活動報告を作成したり，所属する施設でも委員会の活動報告を作成したりした経験があるのではないでしょうか．所属施設で行う活動報告は，行ってきた活動を振り返り，今後の活動をよりよくするために行います．学会誌に掲載される活動報告は看護活動に関するもので，「私の施設ではこんなことをやっています」という情報発信になります．したがって，内容的には，新奇性があること，ユニークなことになると思います．研究ではないので，計画書を作成して，計画的にデータを収集するという方法はとりません．しかし参加者の個人情報を取り扱うのであれば，倫理審査を受ける必要があります．

活動報告の一般的な構成は以下のとおりです．

①活動の目的

その活動が何を目的としたものなのかを説明します．現場の実情分析に基づき，変革をする必要性が生じたとか，海外視察で見聞きしたことを自施設でも取り入れたとか，何かしら背景があっての活動であるため，それらについても述べます．

②実施期間

③実施場所

施設内では「〇〇病棟」と記載すれば，どのような診療科の病棟なのか，どのような疾患の患者が入院し，どのような治療を行っているのかわかりますが，全国の読者に紹介するには，どのような特徴をもつ施設であり，部署であるのかを説明することが必要です．

④実施者

「看護師〇名」と書くより，どのような特性の人が実施者となったかを記載するほうが結果と結び付けやすく，今後の方針を理解しやすくなります．役職や看護師経験年数など，個人の特定に抵触しないように注意しながら表します．

⑤参加者

参加者についても，人数だけでなく結果や今後の方針を理解できるよう，背景を示します．

⑥実施方法

⑦実施内容

⑥と⑦で，どのような活動をどのように実施したのか，具体的に説明します．

⑧結果

活動の結果は，数値や反応（ことばや行動，態度など）で示すと説得力がでます．

⑨考察（所感）

活動の結果から考えられることを記載します．活動したからこそわかることというのがあると思うので，そこを大事にしながら記載します．活動報告は

事実を述べるもので，考察（所感）を記載しないという考え方もありますが，今後の方針の明確化には考察が不可欠です．

⑩今後の方針

考察に基づき，今後の活動をどのように行っていくのかを示します．

実践報告や活動報告は，学会誌に投稿する場合，どのような分類に入るのでしょうか．

日本看護科学学会の投稿規定（http://jans.umin.ac.jp/journal/pdf/kitei.pdf）では，原稿の種別が「論壇」，「総説」，「原著論文」，「短報」，「資料」，「その他」に分類されており，「資料」の中に実践報告と活動報告が含まれています．「資料」の説明は以下のとおりとなっています．

資料：看護学の発展において，臨床や教育現場に何らかの示唆をもたらし，資料的価値があるもの．たとえば，実践報告・各種の活動紹介など

また，日本看護研究学会の投稿規定（http://www.jsnr.jp/contribution/magazine-reg/）では，投稿の種別が「原著論文」，「研究報告」，「技術・実践報告」，「総説」，「資料・その他」に分類されています．実践報告は以下のとおり，技術的な問題に限定されています．

技術・実践報告：技術的な問題についての実践結果の報告で，その手段あるいは得られた成果が大きな波及効果を期待できるもの

日本看護研究学会の場合，活動報告は「資料・その他」に含まれると考えられます．

実践報告は研究の体がなされていても，原著や研究報告の規定を満たさないために，資料に分類されることもありますが，実践報告の役割を果たすべく作成することも大切だと思います．臨床や教育現場に何らかの示唆をもたらす，あるいは波及効果をもたらすことを目指して，日々の取り組みを発表してほしいと思います．

まとめ　5．事例研究

- **事例研究で得られる結果はどんなこと？**
- **実践報告と活動報告って何？**

❶ 事例研究は，研究の基本的な記録となりうる．
❷ 事例研究と症例研究の違いは，記述される事象にある．
❸ 実践報告と活動報告を集積することは，看護の現場の状況をつぶさに見ていくことにつながる．

6 倫理的配慮　　　研究倫理

25 「倫理的配慮」は大丈夫？

初めて研究する人の困りごと25

研究にあたって倫理審査を受けることは当たり前の時代．
ところが，次のようなことはないでしょうか？

- 倫理的配慮自体がわかっていない
- 同意のとり方がわからない
- 同僚や他の医療職への配慮がない

ここでは倫理申請に必要な書類や手続きを見ていきましょう．

倫理って
むずかしそう
……

研究における**倫理的配慮**については，人を対象とする研究において学会および法的に示された基準によって方針が示されています．ことに2014年に示された「人を対象とする医学系研究に関する倫理指針」（表3）は，それまでのWHOの倫理綱領や日本看護協会等で示している倫理規範（表4）に関して具体的な指針として示されており，遵守することが必要になっています．これらを受けて同年に，医療機関や施設単位で倫理審査における申請の基準を明確にするよう求められ，申請時の様式や基準が策定されているところです．

倫理的配慮として必ず検討すべき事項には，
①人を対象として，その研究に参与する対象や，研究参加者に対して人権に基づいた説明と同意を得ること
②その際に，研究における身体的・心理的・社会的危害を推定し，どのような配慮をし，リスクに対してどのような対策を講じていくかを盛り込むこと
③研究の経過において得られたデータによって個人が特定されず，将来にわたって個人情報が保護されること
④研究者自身が，研究成果について改ざんがないこと
等を盛り込むことが求められています．

ズバリ！お悩み解決法

研究は**倫理審査**を受け，「承認」を得られてからデータ収集を開始することが前提です．研究の状況によっては倫理審査申請と同時進行してフィールド確保だけは進める場合もありますが，倫理審査ではフィールドへの説明書や同意書も添付し，内容が適しているかを査定されるので，原則としてはすべて倫理審査を受けて承認を得てからとすることが必要になります（表5）．

表3 人を対象とする医学系研究に関する倫理指針

第1章 総則
　第1　目的及び基本方針
　　この指針は，人を対象とする医学系研究に携わる全ての関係者が遵守すべき事項を定めることにより，人間の尊厳及び人権が守られ，研究の適正な推進が図られるようにすることを目的とする．全ての関係者は，次に掲げる事項を基本方針としてこの指針を遵守し，研究を進めなければならない．
　　①社会的及び学術的な意義を有する研究の実施
　　②研究分野の特性に応じた科学的合理性の確保
　　③研究対象者への負担並びに予測されるリスク及び利益の総合的評価
　　④独立かつ公正な立場に立った倫理審査委員会による審査
　　⑤事前の十分な説明及び研究対象者の自由意思による同意
　　⑥社会的に弱い立場にある者への特別な配慮
　　⑦個人情報等の保護
　　⑧研究の質及び透明性の確保

（文部科学省・厚生労働省，2014年，2017年一部改正）

表5 研究倫理申請時に資料として必要となるもの（様式の種類）

1. 申請書
2. 研究計画書
3. 対象者への説明文書と同意書
4. 対象者にたどり着くまでに必要な部署や施設長宛の説明文書と同意書　等

表4 看護者の倫理綱領

1. 看護者は，人間の生命，人間としての尊厳及び権利を尊重する．
2. 看護者は，国籍，人種・民族，宗教，信条，年齢，性別及び性的指向，社会的地位，経済的状態，ライフスタイル，健康問題の性質にかかわらず，対象となる人々に平等に看護を提供する．
3. 看護者は，対象となる人々との間に信頼関係を築き，その信頼関係に基づいて看護を提供する．
4. 看護者は，人々の知る権利及び自己決定の権利を尊重し，その権利を擁護する．
5. 看護者は，守秘義務を遵守し，個人情報の保護に努めるとともに，これを他者と共有する場合は適切な判断のもとに行う．
6. 看護者は，対象となる人々への看護が阻害されているときや危険にさらされているときは，人々を保護し安全を確保する．
7. 看護者は，自己の責任と能力を的確に認識し，実施した看護について個人としての責任をもつ．
8. 看護者は，常に，個人の責任として継続学習による能力の維持・開発に努める．
9. 看護者は，他の看護者及び保健医療福祉関係者とともに協働して看護を提供する．
10. 看護者は，より質の高い看護を行うために，看護実践，看護管理，看護教育，看護研究の望ましい基準を設定し，実施する．
11. 看護者は，研究や実践を通して，専門的知識・技術の創造と開発に努め，看護学の発展に寄与する．
12. 看護者は，より質の高い看護を行うために，看護者自身の心身の健康の保持増進に努める．
13. 看護者は，社会の人々の信頼を得るように，個人としての品行を常に高く維持する．
14. 看護者は，人々がよりよい健康を獲得していくために，環境の問題について社会と責任を共有する．
15. 看護者は，専門職組織を通じて，看護の質を高めるための制度の確立に参画し，よりよい社会づくりに貢献する．

（日本看護協会，2003年）

■ 説明と同意

　説明文書には,「研究計画に関する説明」,「その研究を進めるにあたって依頼すること」,「研究を進めるうえで倫理的に約束すること」が含まれる必要があります.

　研究計画書に関する内容は,相手が誰であるのかに合わせて記載します.たとえば研究対象者が高齢者の場合,理解できる言葉や文字の大きさなどを配慮する必要があります.また相手が未成年である場合や意思決定ができない対象である場合には,「代諾者」,「保護者」に向けた説明書も必要になります.本人に理解力があるのであれば両者の依頼をしていきます.

　研究を進めるにあたっての依頼は,研究を許可いただきたいという意思や,対象者の紹介の依頼等が盛り込まれます.

　研究説明の対象は,病院であれば,施設長,看護部長,師長,スタッフのようなラインに沿って,依頼される本人にまで説明をおろしていく必要があります.患者を対象にするのであれば,そこに主治医や医局長への説明が必要になるかもしれません.内容によっては受け持ち看護師への説明も必要になるかもしれません.学校組織であればトップから当事者までどのような人々に説明すればよいかを順次ラインに沿っておろしていく必要があります.

　そして,人を対象とする研究を進めるにあたっての倫理的事項で,必ず盛り込むべきこととして以下のようなことがあります.

①個人情報の保護

②予測される危害に対する対応と配慮
　例）MRIのデータをとるような場合：金属類の除去
　　　質問紙の場合：記載のためにかかる所要時間
　　　面接の場合：心理的な不安が助長される可能性がある場合の中断や対処

③研究協力への自由意志の尊重
　例）質問紙を配布する時間が授業中でないこと
　　　師長からの紹介を受ける場合も意志は尊重されること

④研究協力による不利益がないことの保障
　例）治療やケアに影響がないこと
　　　授業の成績には影響がないこと（評価が終わった後にデータを使用する）

⑤研究協力の中断や撤回の保障
　撤回はいつまで可能かを明記する

⑥データの取り扱い
　データの管理：鍵のかかったロッカーでの保管
　　　　　　　　個人の連結表を別に管理すること
　　　　　　　　データの分析過程における取り扱い
　データの保存期間と管理：誰がどのような状態で保管するか

■ 人を対象とする場合の危害

　人を対象とする場合,危害は身体的危害,心理的危害,社会的危害に分けられます.特に身体的・心理的危害が予測される状況は,慎重に特定しておくことが必要です.いつもどおりケアをしているつもりでいても,研究協力しないとなるとケアを受けるほうとしては「断ってよいのか」を真剣に悩むかもしれません.つまり,そういう気持ちになるということはその対象となる人に少なからずプレッシャーを与えることにほかなりません.

　研究過程における危害には,たとえば,清拭の際の温度,手順のような通常の看護技術であっても明らかな手順を示しておくことも必要です.

　対応策としては,すぐに対応できる医療体制を文字として記載しておくこと,面接法のような場合は,面接終了後の時間が経過した頃に不安が生じることもありますので,対処を示しておくことがよいで

しょう．

その他の細かな諸注意は，図1，2に示しました．苦情の処理先をどこにするかなどは，施設全体で検討しておくことが必要かもしれません．

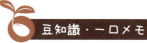 豆知識・一口メモ

こんな研究では何が問題になりそうですか

A． フットマッサージの導入
B． アロマコラージュの導入
C． 学生の記録を研究に使用する
D． 性的マイノリティの人の意識
E． 早期離床のための試み
F． スタッフに向けたアンケート
G． 新人スタッフを対象とする面接

図1　説明文書の例（対象者宛）

```
対象者氏名

　このたびは突然脳卒中というご病気になられ，・・・・     ← 病のねぎらい
私は，○○と申します．・・・・・                              ← 自分自身について名乗る

　そこで，以下の研究の趣旨をお読みいただき，ご協力いただける場合は，

目的
意義　研究に協力することでのメリット                        ← 分かりやすく理解できる
　　　協力してもらうことで得られる社会的貢献                    内容で依頼する

方法　どんな方法で
負担　時間　費用　身体・心理・社会的危害のかかる可能性
　　　どんな時間を選定し，ご負担をお願いするか
　　　どんな場所で接触するか
　　　どんなリスクがあるか
　　　リスクに対して対処する方法は

お願いすること
　　　どんなお話をしてほしいか
　　　どんな作業をしてほしいか

研究遂行にあたり配慮すること・約束すること                  ← 倫理的に配慮することを
　　　何を守秘義務として守るか                                  述べる
　　　データをどのように扱うか


この研究に関するお問い合わせ先                              ← 苦情の申し出先は研究者
　　　　電話等の連絡先                                          とは別の相手を設定する．
　　　　　所属先住所　所属先部署                                （研究者が主治医であっ
　　　苦情の申し出先                                            たり，ケア提供者であっ
　　　　　申し出先の氏名                                        たりする場合は申し出し
　　　　　直接連絡できる方法                                    やすい人をおく．倫理委
                                                                員会等）
　　　　　　　　　　　　　　　　　　　年　　月　　日
　　　　　　　　　　　　　　　　　　　所属　研究者氏名
　　　　　　　　　　　　　　　　　　　研究メンバー全員の氏名 ← 研究メンバー全員を記載
　　　　　　　　　　　　　　　　　　　所属の責任者               する
　　　　　　　　　　　　　　　　　　　所属先住所等
```

表2　説明文書の例（病棟看護師長・看護管理者宛）

施設
所属
管理者氏名

　私は，○○の○○と申します．臨床○年目の○○で働く看護師です．
近年，…………のような状況があり，臨床では○○が課題となってきました．
　私が臨床で実践する中で，私は，「　　　　　」について関心を持ってまいりました．そして○○のようなケア提供に向けて，取り組んでおります．また，現在，○○を明らかにしたいと考え，研究課題に取り組んでおります．本研究が行われることで，患者には○○のよう様な看護が提供できる糸口となると考えております．
　貴病院では，……とうかがっております．是非以下の研究の趣旨をお読みいただき，ご協力いただきたく，お願いいたします．

　研究の概要と依頼したいことは以下のとおりです．
テーマ　「　　　　　　」
目的
意義　研究に協力することでのメリット
　　　協力してもらうことで得られる社会的貢献
方法　どんな方法で
負担　時間　費用　身体・心理・社会的危害のかかる可能性
倫理的配慮
　　　研究遂行にあたり対象者に配慮すること・約束すること

依頼したいこと／お願いすること
　　　例えば対象者の選定や紹介

　なお研究成果は，論文として仕上がった段階で，ご報告させていただきたいと存じます．
　研究趣旨にご参加，同意をいただける場合は，添付の同意書に書名をいただきたくお願いいたします．
　この書面が届きました頃に再度，お電話させていただきます．この研究に関するお問い合わせおよび苦情の申し出については以下のとおりです．

　　　この研究に関するお問い合わせ先
　　　　　電話等の連絡先
　　　　　所属先住所　所属先部署
　　　苦情の申し出先
　　　　　申し出先の氏名
　　　　　直接連絡できる方法
　　　　　　　　　　　　　　　　　　年　　月　　日
　　　　　　　　　　　　　　　　　　所属　研究者氏名
　　　　　　　　　　　　　　　　　　研究メンバー全員の氏名
　　　　　　　　　　　　　　　　　　所属の責任者
　　　　　　　　　　　　　　　　　　所属先住所等

注釈:
- 自分自身について名乗る
- 研究の背景について述べる
- 自分が検討してきた本研究の課題，研究をすることの意義，貢献について述べる
- なぜそのフィールドに依頼しているかを述べる
- 依頼したいという意向を伝える
- 研究概要は端的に記載する．各施設での倫理委員会で様式があればそれに従ってこの部分は記載する
- 同意書の署名のお願い，今後の連絡方法を記載する
- 苦情の申し出先は研究者とは別の相手を設定する．（研究者が主治医であったり，ケア提供者であったりする場合は申し出しやすい人をおく．倫理委員会等）
- 研究メンバーは全員の名前を入れる

6 倫理的配慮　　　　　　　　　　　　　　　　研究倫理

26 研究するうえでの倫理観とは？

初めて研究する人の困りごと26

研究をするうえでは，研究者が正しい倫理観をもつことが必要です．
次のようなことはありませんか？

- **研究意義が明確でない**
- **思うようなデータが取れなかったので，データを調整した**
- **ネットで見つけた論文からコピーした**

ここでのカギは「研究者としての倫理観をもつこと」です．

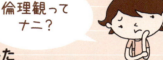

　対象に向けた倫理的配慮とは別に，**研究者としての倫理を守ること**も必要です．

　研究者にとって素朴な疑問であっても，研究の意義が明確でない研究，研究方法の不備があって結果が厳密に期待できない場合は，究極的には倫理以上の問題にもなりかねません．

■ 研究の意義が明確でない場合とは

①聴きにくいことを聞く

　こういう研究は案外あります．研究を企画した段階では，「そんなこと，言えるわけないじゃない？」とはあまり考えないのです．たとえばニーズ調査ではどうでしょうか？　受け持ちでケアをしてきた患者を対象に，ケアニーズがなんであったかを収集するなどとは考えませんか？

　あなたが知りたいだけでは研究にはなりません．知りたいことを掘り下げていった結果，何かの役に立つことが明確であれば，研究の意義があることになります．たとえば，死亡退院された患者の家族に，生前どうしてほしかったかを尋ねるという研究をしたいのであれば，誰ならできるのか，誰になら本音で話せるのかを検討しなければなりません．そして，それを看護にどう生かしていくのか，看護の現場をどう変える可能性があるのかを明確に示すことで，研究協力が得られるのです．

②それが何に役立つのか

　研究の究極的な目的は，真実を明らかにすることです．しかし，真実が明らかになってもどの臨床でも必要とされないのであれば，研究意義が希薄なのかもしれません．

　しかし一方で，希少事例を記述して残す場合には，希少であるからこそ事例研究として残すことが重要です．事例として残すときには，それが今後いつ，

どのような形で活用されるかは不確かなこともあります．地下鉄サリン事件での事例の集積は，今後どのような形で役立つかはわかりませんが，残しておくことが重要でした．

■ 捏造・改ざん・流用・盗用

研究者倫理として，とりわけ重要なことに，捏造・改ざん・流用・盗用をしないということがあります．

捏造とは，データの結果を本来のデータにないものを示すことで，改ざんとはデータを真実とは異なったデータに置き換えてしまうことです．

流用は，他の研究のデータをあたかもその研究で得たように用いることで，盗用とは他の人の研究データをみずからの研究データとして用いることです．

いずれも研究者自身の倫理として行ってはならない行為です．研究者の所属する施設全体の信用が損なわれるだけでなく，罰則規定にふれ，処分を受けることもあります．

豆知識・一口メモ

データの10年保管の意味

データの捏造に関して，2010年以降にiPS細胞に絡む事件がありました．社会に報道されることが少なくても，データが改ざんされていないことを照明するには，ある程度のデータの保管が必要になります．その事件以後，10年間のデータ保管が示されていますが，それには前提としてデータが安全に保管される必要があります．①個人が特定できない状態で，②他者が容易に持ち出せない安全な環境下で保管し，③求められたときにはデータが示せることが重要になります．

まとめ 6. 倫理的配慮

- 倫理的配慮って何をすること？
- 倫理審査を受けることはなぜ必要？

❶ 個人情報を護るためには，個人が特定されないようにデータを処理することや，データの保管，分析途中における（どのような？）取り扱いが重要になる．

❷ データ収集のときの配慮として，バイアスが生じないことやプレッシャーをかけないことが必要になる．

❸ データを一定期間保管することは，データの安全を守るだけでなく，データの信憑性を確保するためにも必要になる．

❹ 倫理審査は，研究を無事に遂行し，データを提供してくれる人のために必ず受けなければならない．

❺ 倫理審査の申請は，最も研究者に近い審査会かデータ収集を実施する機関で行う．

7 結果・考察・結論

27 分析結果の読み取り，できていますか？

> **初めて研究する人の困りごと27**
>
> 分析結果が出ました．図表を使って示したいと思いますが……
> 次のようなことはありませんか？
>
> - どのような図表にしたらいいかわからない
> - 量的研究で統計処理の結果をどう読んだらいいかわからない
> - 質的研究で抽象化のプロセスをどのように表わしていいのかわからない
>
> ここでのカギは「効果的な図表の使い方と，読む人にわかりやすい表現」です．

統計ソフトで集計すると，その結果を保存することができ，プリントアウトすることができます．そこに記載された表をそのまま使っている場合を見かけますが，そうではなく，論文中で説明に使えるよう，図表を作成します．何か明らかにしたい目的があって調査を始めたのですから，目的を意識して図表を作成しましょう．

一般的に結果は，研究対象の背景から述べることが多いです．背景についてたくさんの情報を得ている場合は，表を用いて説明するとわかりやすいです．

次に実際に調査や介入で得た結果を示していきます．

ズバリ！お悩み解決法

ただし，何でも表にすればよいというわけではありません．「はい」「いいえ」の回答を1つ示すだけなら，わざわざ表にしなくても文章だけでわかります．

表は，横の罫線のみを引き，縦の罫線は引かないのが基本です．縦線の代わりにデータとデータの間を空けます（本書の表体裁を参照）．表のタイトルは表の上に示します．

データを集計した図としては，円グラフ，棒グラフ，折れ線グラフなどがあります．それぞれ用途があります（表1，図1）．説明するのに効果的であるとか，スペースを考えてどのような図にするか検討します．円グラフをいくつも並べるとスペースをとりますが，帯グラフを並べると少ないスペースで済みます．図のタイトルは図の下に示します．写真も図として扱います．

論文ではグラフより表の方が格調高く見えます．また，表の方が正確にデータを示すことができます．表は表で通し番号を付け，図は図で通し番号を付けます．図表が1枚しかない場合は，「表1」「図1」ではなく「表」「図」とします．パワーポイントを

表1 グラフの種類

棒グラフ	縦軸にデータ量をとり，棒の高さでデータの大小を表す．または横軸にデータ量をとり，棒の長さでデータの大小を表す 量的変数でない場合に用いる
折れ線グラフ	横軸に時間をとり，縦軸にデータ量をとってそれぞれのデータを折れ線で結んだもの データの増減をみる
円グラフ	円の中に占める構成比を扇形で表したもの 扇形の面積を使って構成比の大小を示す 全部で100%になる場合に用いる（複数回答には用いない）
帯グラフ	長さをそろえた棒の中に構成比を示すことによって，構成比の比較をする 全部で100%になる場合に用いる（複数回答には用いない）
ヒストグラム	「面積」で度数を比較する（分布をみる） 横軸にデータの階級を，縦軸にその階級に含まれるデータの数をとる 階級幅が一定（量的変数）である場合に用いる
レーダーチャート	複数の指標を一つのグラフに表示して全体の傾向をつかむ データの項目数，中心から放射状に線を引き，それぞれの線上にデータを表示する（5項目なら五角形）
散布図	縦軸と横軸にそれぞれ別の量をとり，データがあてはまるところに点を打って（プロットする）示す 2つの量に関連（相関）があるかどうかをみるのに使う
箱ひげ図	ひげの一番下が最小値，箱の下部の辺が第1四分位数，真ん中の線が第2四分位数（中央値），上部の辺が第3四分位数，そしてひげの一番上が最大値を表して順序尺度のばらつきをみる

■棒グラフ
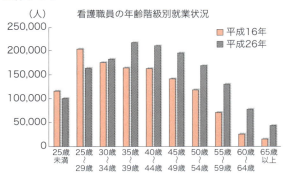

■折れ線グラフ
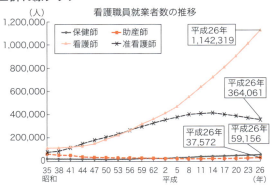

■円グラフ
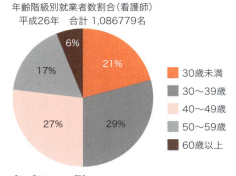

■帯グラフ
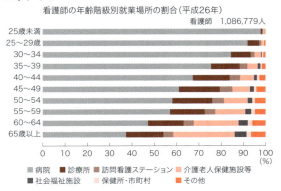

図1 各グラフの例

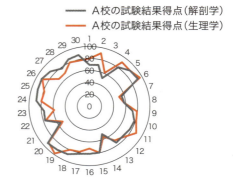
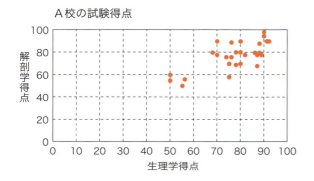
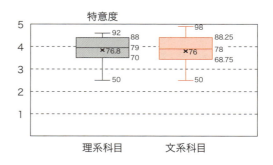

図2　各グラフの例

用いてプレゼンテーションをする場合は，画面上細かい表を読み取れないので，図の方が効果的です．

　質的研究の場合は，得られたコード，ラベルなどの最初に抽出されたデータが，どのようにカテゴライズされていったのか，わかるように示します．読んだ人がなぜ，このようなネーミングになったのか理解できるようにするのです．また，研究方法によっては，生成されたカテゴリ（サブカテゴリ，カテゴリ，コアカテゴリなどと抽象化されているかもしれません）の構造やプロセスを図式化することが必要な場合があります．研究方法に応じて図表を作成します．

　図表を作成した後に，それを用いて文章化します．ときどき，「○○の結果は図表のとおりである」と記載しただけで，図表を並べている人がいますが，読んでいる人に「自分で読み取って！」といってい

るかのようです．必ず読み取った結果を記載しましょう．

ズバリ！お悩み解決法

　図表で示していても，「△△と回答した者は45人（23.3％）であった」というように，図表にある数字を本文に示します．項目が多い場合は，「最も多かったのは■■で，56人（45.9％），続いて◇◇の43人（35.2％），○○の21人（17.2％）であった」というように，上位3件，場合によっては下位3件程度を示すとわかりやすいです．

　そして，本文中で「図1のように……」あるいは，「……であった（図1）．」というように図表の引用を示します．

　質的研究の場合は，コードやラベルがどのように

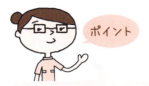
ポイント

　覚えておいたほうがよいのは，棒グラフとヒストグラムの違いです．棒グラフは，横軸は1つ1つ独立しています．また，棒の高さまたは長さはデータの値を表します．一方，ヒストグラムは，横軸は一定の階級，縦軸はデータ数をとり，度数を柱の面積で表します．棒と棒の間が空かない図となります．

　また，折れ線グラフは同じデータ項目を時間により比べる場合に用いることはできますが，違う項目を線で結ぶことはできません．例に示した棒グラフは，看護師の年齢階級別の棒となっているので，それらの上端を結ぶことはできません．一方，例にある折れ線グラフを棒グラフにすることはできます．ただし，4種類の棒グラフを並べるとわかりにくくなってしまいます．折れ線グラフは複数のデータ項目の変化をみるのに適しています．

基礎知識 8

図表注の＊（アスタリスク）

　図表中，検定や相関分析の結果を示す場合，有意水準を「＊」（アスタリスク）で示すことがあります．有意水準5％未満で有意差が認められた場合は「＊」（アスタリスク1つ）で示します．分析方法に「有意水準を5％未満とした」と記載しておきながら，表中では同時に1％未満で有意差が認められたとして「＊＊」（アスタリスク2つ）を示していることがありますが，これについてはダブルスタンダードで好ましくないという指摘があります．両方示す場合は，分析方法で「有意水準は5％未満および1％未満とした」と表します．

　また，欄外に「＊：$p<0.05$」というように，アスタリスクが示す意味を記します．有意差が認められなかった場合は，「n.s.」(not significant) と示す場合もあります．

抽出されたのか，コードやテーマがどのように生成されたのかを読者が理解できるように記述する必要があります．そのため，根拠となるデータを引用します．その際，データは分析結果と区別がわかるように明確に記述します．実際のデータは「　」で示す，斜体で示す，ポイントを小さくする，左右にインデントを設ける，どの事例から得られたデータなのかを示す，などの工夫をします．

　研究方法によっては，生成されたカテゴリやテーマをつなぎあわせたストーリーラインを記述する必要があります．

　また，結果として得られたことにあてはまらない事例があった時は，なかったことにしてしまうのではなく，十分に検討したことも付け加えます．

　統計的に仮説を検証するときは，帰無仮説を否定する方法になります．つまり，「AとBには差がない」という仮説を棄却することにより，差があることを証明するという方法です．p値（有意水準）が0.05未満になった場合，「差があった」あるいは「関連が認められた」と解釈します．一方，p値が0.05を超えた場合は，「仮説は棄却されなかった」ということにはなりますが，「差はなかった」，「関連は認められなかった」ということにはならないので，表現に注意します．p値はなるべく得られた数値，有効数字2桁で示すことが勧められています．たとえば，$p=0.046$とか$p=0.12$などです．もちろん前者は$p<0.05$，後者は$p>0.05$とすることも間違いではありません．

　t検定の結果は，「t（自由度）＝t値　p値」というように示します．また，χ^2検定の結果は，「χ^2値　自由度　p値」と示します．自由度，t値，χ^2値，p値のところは実際に得られた数値を記入します．

7 結果・考察・結論

28 結果から結論に至るまでの道のりは？

初めて研究する人の困りごと28

研究疑問への答えが結論，それを導くために，調査結果や分析結果を基に議論を展開するのが考察です．次のようなことはありませんか？

- 「考察」に何を書けばいいのか分からない
- 「考察」が結果の繰り返し，文献の引用だらけになっている
- 「結論」に何を書けばいいのか分からない

ここでのカギは「研究目的を意識し，一貫性を保つこと」です．

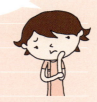
結果＝考察？＝結論？

■ 何を論じましょうか？

考察を読むと，結果とまったく同じ項立てで，結果を再び説明しているだけ，結果がなぜそうなったかを1つひとつ説明しているだけという場合があります．この研究で論じたいことは何でしょうか．考察は，結果に基づき研究疑問の答えを導くところなので，何を論じるのか，論点を項立てします．

研究目的が「○○について看護の示唆を得るために，△△の実態を明らかにする」なのであれば，たとえば「1．△△の実状」「2．今後の看護援助に向けて」などと項立てして，1では△△は実際どうなっていたのか，文献を用いてそれはなぜそうなっているのか，先行研究と比較してどうなのかなどを論じ，今回の調査結果の特徴を明らかにします．2では文献を用いて今回の結果をどのように看護援助に還元していくかを論じます．

ズバリ！お悩み解決法

朝倉[1]はHess[2]論文を基に，考察に含まれるべきことを以下のように示しています．

① 研究の主な結果
② 結果のもつ意味，重要性
③ 研究結果の他文献との関連づけ
④ 結果に関する別の説明・解釈の可能性
⑤ 研究の限界
⑥ 今後の課題

①については，結果を繰り返し長々と述べるのではなく，主要な所見を簡潔に述べる（要約する）ことが必要です．結果で示されていないデータや図表を用いることは適切ではありません．考察で取り扱うことは，必ず結果でふれておきます．冒頭に，目

的を記載すると，読者の注意を再度ひきつけることができると言われています．したがって，「本研究は，……を目的として行った．その結果，……であることが明らかになった」というように簡潔に記載するとよいと思います．

②については③④の後に記載してもよいと思います．得られた結果の意味するところや意義について述べます．また，この研究が看護（領域）の発展にどのように貢献するのか，どのような看護援助に利用・応用できるのかについて述べます．

③については，先行研究で示された結果と比較・検討し，既知の内容や他の論文との相違点・共通点は何かを示します．②の理由や根拠を示すつもりで書くとよいと思います．

④については，「はじめに」で示した研究疑問または研究目的に対して，結果はどのように解釈することができ，どのような答えが得られたのかを示します．また，それが予想した結果であったのか，そうでない場合，なぜそうなったのかを示します．自分の主張を無理やり通そうとすると客観性が損なわれるので論理の飛躍がないように注意します．したがって，本題からそれたこと，データで示されていないことは記載しないようにします．

⑤については，研究に限界がある場合，その理由と共に記載します．たとえば，研究対象の範囲や数が限られていた（「一施設での調査であった」「標本数の不足があった」「対象者の背景に偏りがあった」など），データの収集方法が統一されていなかったなどです．結果の普遍性（一般化）に限界がある場合も，それを述べます．

⑥については，残された問題とそれを解決するための方策を示します．たとえば，「今回は健康な人を対象とした研究だったので今後，実際の患者を対象とした研究を検討する」「今回の調査は県内数施設を対象としたものであったため，全国的な傾向を明らかにしていく」「今回は，要因は明らかになったが，その関連の詳細は不明であるため，今後の調査で明らかにしていく」などです．

■ 自分の研究結果を大切に！

考察の書き出しが他者の論文の引用という論文をよくみかけます．これでは，結果に基づき考察する内容が伝わりにくくなってしまいます．考察の書き始めには，今回の研究結果をまとめて書き，なぜそうなっているのかを論じる際に，文献を用いるようにします．

また，他者の論文を長々と引用したのでは，自分の行った研究結果を考察している感じが薄れてしまうので，重要部分の引用にとどめます．

■ 臨床現場への改善や提言はありますか？

臨床現場で行う研究は，看護援助の改善に還元できるものでないと意味がありません．これは業務改善ではなく，他の施設でも参考にしてもらえるかということです．考察の論点に，研究結果を今後の看護援助にどのように活用できるのかということを入れるとよいと思います．

■ 論文を読んできた人にわかってもらえますか？

結論は，論文を読んできた人に，何が書かれていたかをわかってもらえるようまとめるものです．一方，要約（abstract）は初めてその論文にアクセスした人が，研究の全体像を把握するためのものです．要約を読んで自分に必要な論文かどうか，取り寄せて読む必要があるかを決めるので，それに耐えうるものでないとなりません．したがって，結論は，対象や方法をそれほど細かく記載する必要はなく，どちらかというと，明らかになったこと（結果）を中心にまとめます．

たまに，結果はさておき，考察したことを並べてある論文がありますが（図3 記載例），それでは，研究疑問の答えがわかりません．強調すべき点につ

---

1) 朝倉隆司：質的研究論文の書き方のヒント．日本健康相談活動学会誌，10(1)：13-20, 2015.
2) Hess DR: How to write an effective discussion. Respiratory Care, 49(10):1238-1241, 2004.

```
<考察結果のみの記載例>
　パーキンソン病患者がADL維持のための訓練を
継続するには，初期評価の設定時期を検討すること
が重要である．また，入院中から退院後の生活時間
や場所を設定して指導を行う必要がある．

<抽象度の高い記載例>
　25名の乳がん患者に対し，術後早期から徒手的
リラクゼーションを行った．その結果，疼痛，肩関
節の可動域，リンパ浮腫に関して有効性が明らかに
なった．
                              ↓修正
<もう少し分かりやすく書くと>
　乳がん患者50名を対象とし，介入群と非介入群
それぞれ25名をランダムに振り分け，介入群に対
しては術後1日目より徒手的リラクゼーションを
行った．その結果，術後1カ月の評価では，介入群
の方が肩関節の疼痛，肩関節可動域（屈曲・内旋・
外転）が有意に改善していた．また，リンパ浮腫の
発生率は，介入群の方が少なかった．以上のことか
ら，術後早期からの徒手的リラクゼーションは有効
であることが明らかになった．
```

図3　修正を要する記載の例

いては，得られたデータを用いて，記載します．それにより，関係や関連，効果の根拠を示すことができます．結論は文で書いても箇条書きにしても，どちらでも構いません．長い文章で書くよりは，「○○を対象に，△△の調査を行った結果，以下のことが明らかになった」として，以下，1．2．3……というように箇条書きで書くとわかりやすいです．

　結論は研究疑問の答えを端的に述べるところなので，以下の要素は記載しておく必要があります．これはあくまでも例です．調査内容によります．

関節リウマチ患者の発症後の心理的プロセスを明らかにする．

- どのようなプロセスをたどるのか，ステージと順序性，（研究計画により）ステージや進度に関連する要因
- プロセスがわかったことにより関節リウマチ患者への援助を行う上で，配慮（検討）すべきこと

嚥下障害をもつ患者の家庭生活における食事摂取の実態を明らかにする．

- どのような障害レベルの者，どのような食事形態をとっている者，退院時と比較して嚥下機能や食事形態に変化があった者（どのような変化をした者）がどれくらいいたか（先行研究や全国的な調査結果と比較してどうか）
- どのような食事の工夫をしていたか
- 上記から言えること→入院中および外来での援助を行う上で，配慮（検討）すべきこと

がん患者の治療と就業両立に関係する要因を明らかにする．

- 治療と就業を両立できていた者がどれくらいいたか（先行研究と比較してどうか）
- （調査項目のうち）治療と就業の両立に関係していた項目はどれか
- 両立支援を行う上で，看護上必要とされる配慮

家族介護者のコーピング方略と精神的健康度の関連を明らかにする．

- コーピング方略と精神的健康度は関連していたのか
- 下位尺度のうち，関連を示す項目はどれか
- 上記から言えること→家族介護者支援を行う上で，配慮（検討）すべきこと

家族介護者に対する介護指導の効果を明らかにする．

- 介入群と非介入群の反応を比較した結果として，介入効果があるといえるのか
- 援助を行う上で，得られた示唆

　結果から結論に至るまでの道のりでは，序論（「緒言」「はじめに」ともいう）で示した研究疑問を踏まえ，それに答えを出せるよう一貫性を保つことが必要です．論文をまとめる際に，表2に示したことを振り返りましょう．

表2　論文をまとめる際のポイント

論文の構成要素	記載内容	ポイント
序論	・研究の動機 ・研究の背景（社会的背景・歴史的経過を含む） ・先行研究で明らかにされていること ・研究の目的 ・研究の意義	・なぜ，その現象に焦点を当てる必要があるのかを論理的に示す ・先行研究をもとに，なぜそれを今，その方法で研究する必要があるのか論理的に示す ・先行研究に基づき，研究疑問，研究目的，仮説を具体的に示す
研究方法	・研究デザイン ・研究対象 ・データ収集方法 ・分析方法	・研究目的に応じ，妥当な研究方法を追試可能なほどに，具体的に示す
結果	・得られた結果に関する図表 ・得られた結果の記述	・得られたデータを分析（統計処理）に基づき，客観的に，かつ理解しやすいように提示する
考察	・結果の概要 ・なぜそのような結果になったのか ・学問的意義，実践への示唆，一般化 ・今後の課題	・新しくわかったことを強調する ・研究結果がなぜそうなったか，先行研究と比較して述べる ・論理の矛盾・飛躍がなく，客観的に述べる（研究疑問の答えを導く）
結論	・研究結果から導かれた結論（明らかになったこと，提言）	・研究の結果，明らかになったことを簡潔に示す（研究疑問の答えを示す） ・研究の結果が理論的に，実践するうえでどのような示唆があるのかを示す

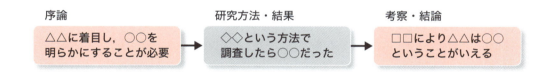

まとめ　7. 結果・考察・結論

- 結果に書くことは？
- 分析結果の読み取りはできますか？
- 考察で書くことは？
- 結論とは？　どう書くの？　何を書くの？

❶ 分析結果は，結果の中で総括し，重要な論点を明確に示しながら書く．

❷ 考察は結果から結論を導くためのディスカッションである．考察で十分に議論することが必要になる．

❸ 結論は，研究者が最初に研究しようとした動機をもとに，結果から何を提言できるのかを考えて絞り込んで書く．結果に基づいて，「だから何？」を伝えることが重要である．

8 論述・発表

29 論じる力をつけましょう！（書く，述べる）

> **初めて研究する人の困りごと29**
>
> 研究の成果は，最後の論述次第で，関心を寄せてもらえるかが大きく違ってきます．かっこよく，論文らしくまとめていくにはどうしたらいいのでしょうか．以下のようなことはありませんか．
>
> - **論述がわかりにくい，文章が通じない**
> - **書誌事項が書けていない**
> - **引用の方法が間違っていて盗用寸前**
>
> ここでは「論述のコツ」を伝授します．

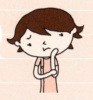

「論述」に不慣れです

意味不明な文章の特徴として，主語と述語があっていない，長すぎて何をいっているのか分からない，論述がずれてくる，などがあげられます．

論文の論述のコツをいくつかあげてみます．

ズバリ！お悩み解決法

■ **記述は「である調」に**

簡単なことですが，まずは「ですます調」ではなく「である調」にすることです．あくまでも論文です．「ですます調」の文章は，話し手のある読み物や，叙述に用いられますが，論文ではあくまでも「論じる」のです．

■ **主語と述語を入れる**

看護師の書く文章は要を得ていないとか，長いとか，何をいっているかわからないと言われることがあります．日常業務で患者さんを観察するときの文章では，単語で並べたり，レ点チェックをしたりするので，記述する力の差が感じられることは少ないのですが，論文は得手不得手と慣れが如実に表れます．管理者クラスの人でも，文章は不得手だったのかと驚かされることがあります．多くの場合，主語と述語がはっきりしないことが原因になっています．

■ **長い文章を避ける**

長い文章を避けることもポイントです．副詞節を控えめにすれば長くならずにすみます．文章が長くなりすぎると，主語と述語がずれることにつながります．

■ 主文の構成

　論じるというときには，まず，はじめに小論文を書くように「主文 main sentence」を明確に短文で書いてみて，論文全体の流れを作りましょう．特に「はじめに」を書く時や「文献検討」，「考察」を書く時には，この書き方が必要となります．

　　　たとえば

> 主文 1　近年日本では自殺者が増えている．
> 主文 2　新潟県では，20歳代の若者の自殺率は増加している
> 主文 3　自殺後の後遺症と家族への影響は計りしれない
> 主文 4　支援体制には，行政上○○のような取り組みが行われている．
> 主文 5　自死遺族の会は，○○を目的とした会で，全国で○○の目的で展開されてきている．
> 主文 6　この会の活動によって遺族がどのように心理的に回復していくのかを明らかにしたい．

のような主文を決め，それを1つの段落の冒頭，または最後においてどう文章をつなげるかを決めます．

　通常，主文だけを拾ってつなげていくとそのままサマリーのような文章の展開になるので，サマリーとしても使えるのが利点です．

■「私は」は使わない

　論文の1つの約束事として，「私は」は用いません．なぜならば論文では，客観的な論理性や客観性が問われます．研究者である私の個人的な考えや立場は主張しないことが必要です．「このように考えた」のではなく「このように考えられた」と記述します．

■ 正しい文献引用，的確な文献引用

　論文の中で文献を引用するということは，論文の客観性や論理性を保障するものです．そのために，引用はたくさんあればいいかというとそうでもなく，関連文献が探してもなかったということを主張することも時には必要になります．でも全く引用していないことは，十分に文献を探しつくしたかが問われることにもなります．

■ 引用の記述法

　自分の意見なのか文献の引用なのか区別できるように書きましょう．
　引用は受動態で書くと区別しやすいです．
「○○と考えられている」「○○と報告されている」のような形式です．
　能動的に書く場合は，「誰々は……と報告している」というように，主語を置くことで表現できます．

■ 直接引用と間接引用

　直接引用は，他の論文の内容を一言一句変えずに，そのまま用いて論じる方法です．自分が述べたいことに合わせて，他の文献でも述べられているものをできるだけ研究者の表現通りに用いたいときにはこの方法が適しています．
「○○が次のように述べている．"……………"」
「○○は"……………"と述べている」
のように記載します．

　これに対して間接引用は，論文でいわれている事柄を要約したりまとめたりしながら，1つまたは複数の論文での論述の要素を研究者の論述に合わせて用いるものです．
「日本では，○○と報告されている[1〜3]」
のような記述を用います．

　比較してみると，後者の方がより文献を読み込んでいるとみなされます．文献を読み込まないとこのようにまとめることは難しいからです．そのため，前者のような直接引用は，「まるごと引用しなければならない場合」や，「直接引用した方が論文のニュアンスが表現できる場合」に用いる方法ということになります．

■ 論文の引用を記述する方式

論文の引用を記述する形式には，大きく2通りがあります．バンクーバー方式と，ハーバード方式です（表3）．

バンクーバー方式は番号引用形式で，論文の文章の引用の部分に，半角右上付きで，登場した順番に沿って本文に番号をつけていき，最後にリスト化します．文献のリストも，引用順に並べていきます．文献中の引用箇所が探しやすいのが特徴です．

ハーバード方式は，著者年号形式で，論文の文章の末尾に，かっこで引用した論文の著者，カンマ，発行年を表記します．著者名は文末のリストにアルファベット順に並べていきます．本文中にいつの，誰の文献なのかが書かれていますので，論文を読んでいるときにすぐに判別できるのが特徴です．

学会誌に投稿するときには，その規定に合わせて，コンマや年号の書き方や位置に気をつけましょう．

表3　論文の引用方式

	バンクーバー方式	ハーバード方式
説明	番号引用形式	著者年号形式
本文での表記	……と報告している[1]	……と報告している（鈴木，2017）．
文献リストの表記例	鈴木太郎：看護現場の研究法，○○学会，2017，3（1），111-115．	鈴木太郎（2017）：臨床現場の看護研究，○○学会誌，3（1），111-115．
文献リストの並べ方	引用文献番号順 引用文献が本文で書かれていた順番通りになる	著者名のアルファベット順
特徴	文献の登場順に書かれるので，本文の引用箇所が見つけやすい	本文の中に著者名が入っているので，いつの誰の文献かが本文を読んだだけでわかる

豆知識・一口メモ

査読について

査読は，主に学会発表の段階と，学会誌の投稿の際に，一般には査読者を伏せた状態で受けることになります．看護では一般に投稿者は隠されて査読されますが，そうでないところもあります．

査読者は学会で査読者として選定されていて，投稿したものに対してできるだけ専門の人が投稿規定にあっているか，テーマの表記や目的や結果に至るまで適切に論じられているのかを判定していきます．これはちょうど論文のクリティークの項目と類似しています．そこに学会誌に投稿するにふさわしいかどうかを加えたようなものが査読者の指針になっています．

MEMO

8 論述・発表

30 プレゼンテーション

> **初めて研究する人の困りごと30**
>
> 看護研究もいよいよ最後の段階．
> 研究内容の発表です．
>
> - 誰にむけて成果を伝えたいですか
> - どこで発表しますか
> - どのような方法で発表しますか
>
> ここではまとめとプレゼンテーションの練習をしましょう．

プレゼンって緊張する！

■ 発表するのはなぜ大事？

臨床で取り組む研究の成果のほとんどは，ケアに還元し，現場のケアをよくしていくためのものです．業務改善のために組織の業務分析をするものや政策的な資料とするために研究するものもありますが，いずれも，どこかに公表し，役立てていくことが**研究の最終ゴール**です．

■ 成果発表の場

組織外へのオーソドックスな発表の場として，「学会発表」と「論文投稿」を目指していきましょう．

発表する場として，①研究対象者，②協力してもらった場，③自分の在籍する組織，④組織外への発表があります．公開の場は，研究を進めていく過程で研究のデータ収集や分析でお世話になった，かかわりのあった人々や場であり，結果をお返しすることが必要です．研究成果は「真実」を探究していくものですから，自施設だけでなく，施設外へ発表し共有し，活用してもらうことが目標の最終ゴールとなります．

①学会発表

学会の数は数知れません．一般的な発表の場としては，職能団体である日本看護協会，地方単位の日本看護協会系の学会（〇〇県看護協会）がありますが，学会は専門分化しており，自分の研究テーマをどこに発表し，誰と共有し，成果を生かしてほしいのかを考えて，発表の場を選定します．学会発表のおおよその流れは以下のとおりです．

> 演題の申し込み→演題採択→参加登録→発表資料作成→プレゼンテーション

この流れをさらに細かくしてみると，①研究成果

をまとめる，②発表の場の選定，③会員手続き，④発表の種類の選定，⑤抄録の作成，⑥学会発表申し込み，⑦抄録の査読を受け，抄録の修正，⑧発表資料作成（ポスターやスライドの作成），⑨発表の練習，⑩本番の発表があります．

②論文投稿

投稿の場は主に，発表した学会の学会誌への投稿，商業誌への投稿，書籍としての発表などがあります．学会発表をしなくても論文投稿をすることはありますが，逆に論文投稿した後では，通常，学会発表はできません．

■ 発表準備

発表する際には，それぞれの発表の場の規定に従ってまとめます．学会発表では，「抄録」を作成して投稿しますので，文字数は少なく，研究の要点を「目的」「方法」「結果」「考察」「結論」にまとめていきます．すでに論文が完成しているのであれば，要約をして，規定の文字数に合わせて書き加えるか一部削除して，修正を加えます．

研究の一部を発表するのであれば，演題タイトルを見直して，内容に即したタイトルを検討しましょう．

■ 発表の種類

プレゼンテーションとは，人前で発表したり，講演したりすることを指します．

発表対象は，学会の種類によって異なります．年齢層や学問的な特殊性，専門性の程度，人数，フロアの環境を知っておくことも発表の成功のカギとなります．

発表の種類は，学会の場合には，示説（ポスターセッション），口演，交流集会等があります．

発表では，発表の対象が誰なのか，その対象に向けて伝えたいことは何かを区別して考えましょう．

①示説

示説では，ポスターの周りに集まった人々を対象にします．口演ほど多くの聴衆がいなくても，直接の意見交換ができることと，プレゼンテーションの時間以外にも，関心をもつ人々にポスターを通して成果を伝えられることが強みです．

〔特徴〕
・発表者と聴衆がポスターを介して質疑応答できる
・プレゼンテーションは柔軟に対応できる
・補足資料（質問紙やパンフレット）を配布したり，掲示したりできる
・発表時間外でも，自由にポスターを見てもらい，公開できる
・展示している時間は，閲覧者との交流ができる

〔弱点〕
・スペースの制限があり，聴衆の人数は限られる
・パネルサイズが限られる

②口演

口演は，オーソドックスな発表形式で，演者がパソコンを操作しスライドを用いて発表することが一般的です．

〔特徴〕
・限られた時間内で多量のデータや知識の伝達ができる
・画像や動画を使用した効果的な発表ができる
・広い会場で多くの聴衆に発表できる
・発表にあたり媒体の持ち運びが容易である

〔弱点〕
・スライドの映写環境に合わせて，制限がある
・プレゼンテーション内容の臨機応変な変更がしにくい
・プレゼンテーション時間の制限がある

■ 発表内容のまとめ

①ポスターの作り方

1) ポスターサイズを確認します
2) 下記のいずれかの方法でポスターを作成します

- プレゼンテーション用のソフト（パワーポイントや，パブリッシャーなど）で，全体サイズを設定し，作成する
- 「研究テーマ・所属・発表者」「目的・背景」「方法」「結果」「考察」「結論」を分けてプレゼンテーション用のソフトで作成し，全体としてパネルのサイズに合わせて貼れるように作成する

3）印刷後のチェックをします
- 視覚的に見やすいか（色合い，使用した字体や文字の大きさ，ポスターとしての統一感など）
- アピール力があるか（文字バランス，図表の効果的な配置など）

②口演資料の作り方

プレゼンテーションソフトを使用して，下記の点に留意しながら作成していきましょう．

デザインの選択：アカデミックなプレゼンテーションデザインでは，市販のソフトのデザインを避ける傾向があります．デザイン性よりも，発表の内容がより重要です．

アニメーションの活用：アニメーションも使いすぎると，それにばかり気を取られてしまうので，アニメーションの乱用は効果的ではありません．聞き手が内容に集中できる程度のアニメーション効果に絞ることが大切です．

イラストの使用：不必要なイラストはできるだけ省きましょう．内容の理解を助けるようなイラストであればよいでしょう．

紙面としての見やすさ：ポイント数は，場の広さや，聞き手の座る位置や，人数を考慮します．タイトルはやや大きめで発表内容の文脈が続くように組みましょう．また最小の文字ポイントが20ポイント以上であると視認しやすいです．

字体：ゴシック体が一般的です．文字が薄く見えづらいものを避け，文字間も適度にとって判別しやすいようにすることが望ましいです．

動画の活用：動画は，プレゼンテーションの理解を促すうえで必要なものを選別して使用しましょう．

■ プレゼンテーション

①事前に発表内容を整理する

何枚くらいのスライドにするのかを決めます．発表時間によってスライド枚数を調整しましょう．

発表内容に合わせて，「研究テーマ・所属・発表者」「目的・背景」「方法」「結果」「考察」「結論」を分けてプレゼンテーション用のソフトで作成します．

②発表のコツ

耳で聞いて理解しやすい速度は1分に300字程度です．目で見せるものと聞いて理解するものを区別し，原稿を棒読みしないような工夫が必要です．リハーサルは，発表者の経験値に応じて適度に回数をこなしておきましょう．

③質疑応答への対応

質問された内容は必ずメモを取りましょう．質問の内容から何をどのように返そうとするか，質問の意図に沿って組み立ててから返しましょう．

豆知識・一口メモ

発表の機会

看護学生では，演習やゼミナールで発表の機会があり，臨地実習のカンファレンスや事例検討会での発表，卒業研究の発表などでも発表を経験することがあります．看護師や保健師，助産師では，医療チームのメンバーに向けて患者の事例に関する話し合いの資料発表，患者や家族への指導場面での発表，研修会での発表などがあります．

発表の機会を経験することは，看護師としての指導や教育介入のスキルを磨き，ケアの質を上げていくことにつながります．

基礎知識⑩

発表の評価

発表はうまくいきましたか？ 評価してみましょう．

- 聴衆はあなたの発表に関心を寄せていましたか？
- 発表形式は適切でしたか？
- プレゼンテーションの構成はわかりやすく組まれていましたか？
- スライドの図表は適切に入れ込んでいましたか？
- 棒読みではなくわかりやすく話せましたか？
- 発表時間は時間内に終わりましたか
- 発表は聞きやすいペースが維持できましたか？
- うまく研究内容や成果が伝わったと感じられましたか？
- 声の大きさやマイクの使い方は適切でしたか？
- ポインターをうまく活用していましたか？
- 質問の意図を理解し適切にこたえられましたか？

まとめ　8．論述・発表

- 人に伝えるってどう書けばいいのですか？
- どんな学会に発表すればいいですか？

❶ 論じることでは，論文の構造，論点を明確に示し，文脈をつなげていくことが大切になる．

❷ 口演での発表は多くの聴衆に伝えたいときに，示説は同じ議論を分かち合いたい比較的少数の人に向けて発表するという特徴がある．

❸ 自分の研究結果を共有したいメンバーがいる学会を選んで結果を発表する．

❹ 学会に発表した後に投稿することで結果を伝え，残していくことができる．

❺ 論文の種類を選択してまとめることが大切になる．

索引

A～Z

- 2項選択法 …………………………… 60
- CCT（非ランダム化比較試験）
  …………………………………… 16
- FINER ………………………………… 31
- KJ法 …………………………… 82,86
- PICO・PECO ……………………… 14,17
- RCT（ランダム化比較試験）…… 16
- SD法 ………………………………… 63

あ

- アスタリスク ……………………… 112
- 一元配置分散分析 ………………… 78
- 一次集計 …………………………… 75
- 一次資料 …………………………… 14
- 一部順位法 ………………………… 62
- 一対比較法 ………………………… 62
- 一般化 ……………………………… 11
- 因果仮説検証研究 ………………… 73
- 因子探索的研究 …………………… 38
- インタビューガイド ……………… 66
- インパクトファクター …………… 14
- ウィルコクソン・シングルド・
  ランク検定（Wilcoxon singled
  rank test）………………………… 78
- 後ろ向き研究 ……………………… 41
- エディティング …………………… 73
- エビデンスの精度 ………………… 15
- エビデンスレベル ………………… 16
- 演繹的 ………………………………… 1
- 横断研究 …………………………… 41

か

- 回帰分析 …………………………… 73
- カイ二乗検定（χ^2 test）……… 78
- 介入研究 …………………………… 40
- 概念枠組み ………………………… 42
- 仮説検証調査 …………………… 55,58
- 仮説の検証 ………………………… 42
- 学会発表 …………………………… 122
- 活動報告 …………………………… 100
- カテゴリー ………………………… 88
- 川喜田二郎 ………………………… 86
- 間隔尺度 …………………………… 75
- 関係探索研究 ……………………… 73
- 看護研究 ……………………………… 1
- ──の流れ ………………………… 1
- 看護現象 ……………………………… 9
- 看護者の倫理綱領 ………………… 103
- 観察研究 …………………………… 40
- 観察シート ………………………… 69
- 観察者の立場 ……………………… 70
- 観察内容 …………………………… 70
- 観察法 ……………………………… 56
- 完全順位法 ………………………… 62
- キーワード ………………………… 12
- ──の設定 ………………………… 15
- キーワード検索 …………………… 12
- 危険率 ……………………………… 79
- 記述的研究 ………………………… 39
- 記述的研究
  （症例報告・ケースシリーズ研究）
  ……………………………………… 17
- 記述統計 …………………………… 72
- 帰納的 ………………………………… 1
- 帰無仮説 …………………………… 42
- 業務改善 ……………………………… 8
- 許容誤差 …………………………… 49
- グラウンデッド・セオリー・
  アプローチ（GTA）……… 82,87
- グラフの種類 ……………………… 111
- クリッペンドルフ ………………… 84
- クリティーク ……………………… 18
- クリニカル クエスチョン
  （臨床疑問 clinical question）
  ………………………………………… 7
- 系統抽出法 ………………………… 48
- 結果 ………………………………… 110
- 研究過程における倫理性 ………… 4
- 研究キーワーズ …………………… 22
- 研究疑問 research question
  …………………………………… 7,30
- 研究計画書 ………………………… 4
- 研究参加者 ………………………… 50
- 研究時間 …………………………… 36
- 研究指導者 ………………………… 44
- 研究者としての倫理 …………… 108
- 研究成果の発表 …………………… 2
- 研究対象 …………………………… 46
- 研究テーマ ………………………… 6,8
- 研究デザイン ……………………… 38
- 研究の意義 ………………………… 32
- 研究の背景 ………………………… 28
- 研究の必要性 ……………………… 29
- 研究目的 …………………………… 34
- 検索エンジン ……………………… 14
- 現象学 …………………………… 82,90
- 検定 ………………………………… 77
- コアカテゴリー …………………… 90
- 口演資料 …………………………… 124
- 考察 ………………………………… 114
- 構造化観察 ………………………… 56
- 構造的 ……………………………… 41
- 構造的データ ……………………… 54
- 構造の種類 ………………………… 65
- 項目分析 …………………………… 59

コーディング ……………… 74,88
コクランのQ検定
　（Chochran Q test） ……… 80
個別面接法 ………………… 55

さ

最大値（maximum） ……… 75
最頻値（mode） …………… 75
査読 ……………………… 2,120
サブテーマ ………………… 24
参加観察法（参与観察）… 64,67
サンプリング（sampling）…… 48
サンプル（sample） ……… 48
システマティック・レビュー … 16
実践報告 …………………… 98
実態調査 ………………… 55,58
質的研究 ………………… 37,50
　──の対象 ……………… 47
質的なデータ ……………… 59
質的変数 …………………… 75
質問紙調査 ………………… 58
質問紙法 …………………… 55
質的研究のクリティーク …… 20
四分位範囲 ………………… 75
四分位偏差（quartile deviation）
　…………………………… 75
尺度 …………………… 56,75
重回帰分析 ………………… 73
集計 ………………………… 74
集合法 ……………………… 55
従属変数 …………………… 73
縦断研究 …………………… 41
順位法 ……………………… 61
準実験研究 ………………… 40
順序尺度 …………………… 75
準ランダム化比較研究 …… 41
抄録 ………………………… 2

除外基準 …………………… 47
事例研究 ………………… 82,94
事例報告 …………………… 99
信頼指数 …………………… 49
信頼性 ……………………… 56
推測統計 …………………… 72
数値配分法 ………………… 63
スタンス …………………… 29
スピアマンの順位相関係数 … 76
図表 ……………………… 110
成果発表 ………………… 122
制限法 ……………………… 61
説明と同意 ……………… 104
先行研究 …………………… 10
　──の有無 ……………… 29
相関 ………………………… 76
相関研究 …………………… 39
層別抽出法 ………………… 49

た

第一種過誤率 ……………… 78
対象者の選択基準 ………… 47
対象数 ……………………… 47
多肢選択法 ………………… 61
多重比較法 ………………… 80
多段階抽出法 ……………… 49
妥当性 ………………… 11,56
単回帰分析 ………………… 73
単純無作為抽出法 ………… 48
中央値（median） ………… 75
調査項目 …………………… 59
調査票（アンケート，質問紙）… 58
調査方法 …………………… 54
データ収集法 ……………… 54
データの10年保管 ……… 109
データの分類 ……………… 37
テキスト化 ………………… 86

電話聞き取り法 …………… 55
統計ソフト ………………… 74
独立変数 …………………… 73
度数分布表 ………………… 76

な

内容分析法 ……………… 82,84
二次集計 …………………… 76
二次資料 …………………… 14
ノンパラメトリックテスト …… 77

は

場（フィールド） ………… 50
ハーバード方式 ………… 120
発表の評価 ……………… 125
パラメトリックテスト …… 77
範囲（range） …………… 75
バンクーバー方式 ……… 120
ピアソンの相関係数 ……… 76
被引用率 …………………… 22
非構造的 …………………… 41
ヒストグラム …………… 112
人を対象とする医学系研究に
　関する倫理指針 ……… 103
非無作為割付 ……………… 41
非ランダム化比較試験（CCT）… 16
標準偏差（SD） ………… 75
評定尺度法 ………………… 63
評定法 ……………………… 63
標本数（サンプルサイズ）…… 49
　──の出しかた ………… 49
標本抽出 ………………… 48,51
比率（比例）尺度 ………… 75
フィールド ………………… 68
フィールドノート ………… 69
複数回答法 ………………… 61

フルペーパー ……………… 14	無作為抽出法 …………… 48	留置法 ……………………… 55
プレゼンテーション ……… 123	無作為割付 ……………… 41	量的研究 …………………… 37
プレテスト ………………… 59	無制限法 ………………… 61	──のクリティーク ……… 19
文献 ………………………… 13	名義尺度 ………………… 75	──の対象 ………………… 47
──の種類 ………………… 13	メインテーマ …………… 24	量的なデータ ……………… 60
──の整理 ………………… 16	メタアナリシス ………… 16	量的変数 …………………… 75
文献検索 …………………… 12	面接のパターン ………… 65	リサーチ クエスチョン
文献収集 …………………… 13	面接法 …………………… 64	（研究疑問 research question）
分散（valiance）………… 75	──の種類 ……………… 66	………………………… 7, 30
分析疫学的研究（コホート研究）		理論的枠組み ……………… 42
……………………………… 16	**や**	臨床疑問 clinical question … 7
平均値（mean）…………… 75	有意水準 ………………… 79	倫理審査 ……………… 4, 102
ベレルソン ………………… 84	有意抽出法 ……………… 48	倫理的配慮 ……………… 102
変数 ………………………… 75	有効回答数 ……………… 73	連関 ………………………… 76
変動係数（CV）…………… 76	有効性 …………………… 11	論述 ………………………… 118
棒グラフ …………………… 112	郵送法 …………………… 55	論文 ………………………… 3
母集団 ……………………… 49	要約（abstract）………… 115	──の引用 ……………… 115
ポスター …………………… 123	予備調査 ………………… 58	──の構成 ………………… 3
		──の種類 ………………… 3

ま

前向き研究 ………………………… 41
マクネマー検定
　（McNemar test）……………… 78
マン・ホイットニー U 検定
　（Mann-Whitney U test）…… 78

ら

ライフヒストリー
　（ライフストーリー）………… 82
ランダム化比較研究（RCT）
　………………………………… 16, 41

看護現場の研究法
　悩めるナースのための研究ガイド　　ISBN978-4-263-23709-0

2018年10月5日　第1版第1刷発行

　　　　著　者　粟　生　田　友　子

　　　　　　　　石　川　ふ　み　よ

　　　　発行者　白　石　泰　夫

　　　　発行所　医歯薬出版株式会社

〒113-8612　東京都文京区本駒込1-7-10
TEL.（03）5395-7618（編集）・7616（販売）
FAX.（03）5395-7609（編集）・8563（販売）
https://www.ishiyaku.co.jp/
郵便振替番号　00190-5-13816

乱丁，落丁の際はお取り替えいたします．　　　　印刷・永和印刷／製本・皆川製本所

© Ishiyaku Publishers, Inc., 2018. Printed in Japan

本書の複製権・翻訳権・翻案権・上映権・譲渡権・貸与権・公衆送信権（送信可能化権を含む）・口述権は，医歯薬出版（株）が保有します．
本書を無断で複製する行為（コピー，スキャン，デジタルデータ化など）は，「私的使用のための複製」などの著作権法上の限られた例外を除き禁じられています．また私的使用に該当する場合であっても，請負業者等の第三者に依頼し上記の行為を行うことは違法となります．

|JCOPY|＜出版者著作権管理機構　委託出版物＞
本書をコピーやスキャン等により複製される場合は，そのつど事前に出版者著作権管理機構（電話 03-3513-6969，FAX 03-3513-6979，e-mail: info@jcopy.or.jp）の許諾を得てください．